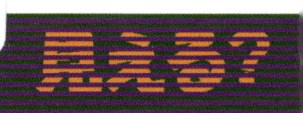

口絵①　色誘導　上段下段の文字はすべて同じインクで印刷されているにもかかわらず、異なった色合いに見える

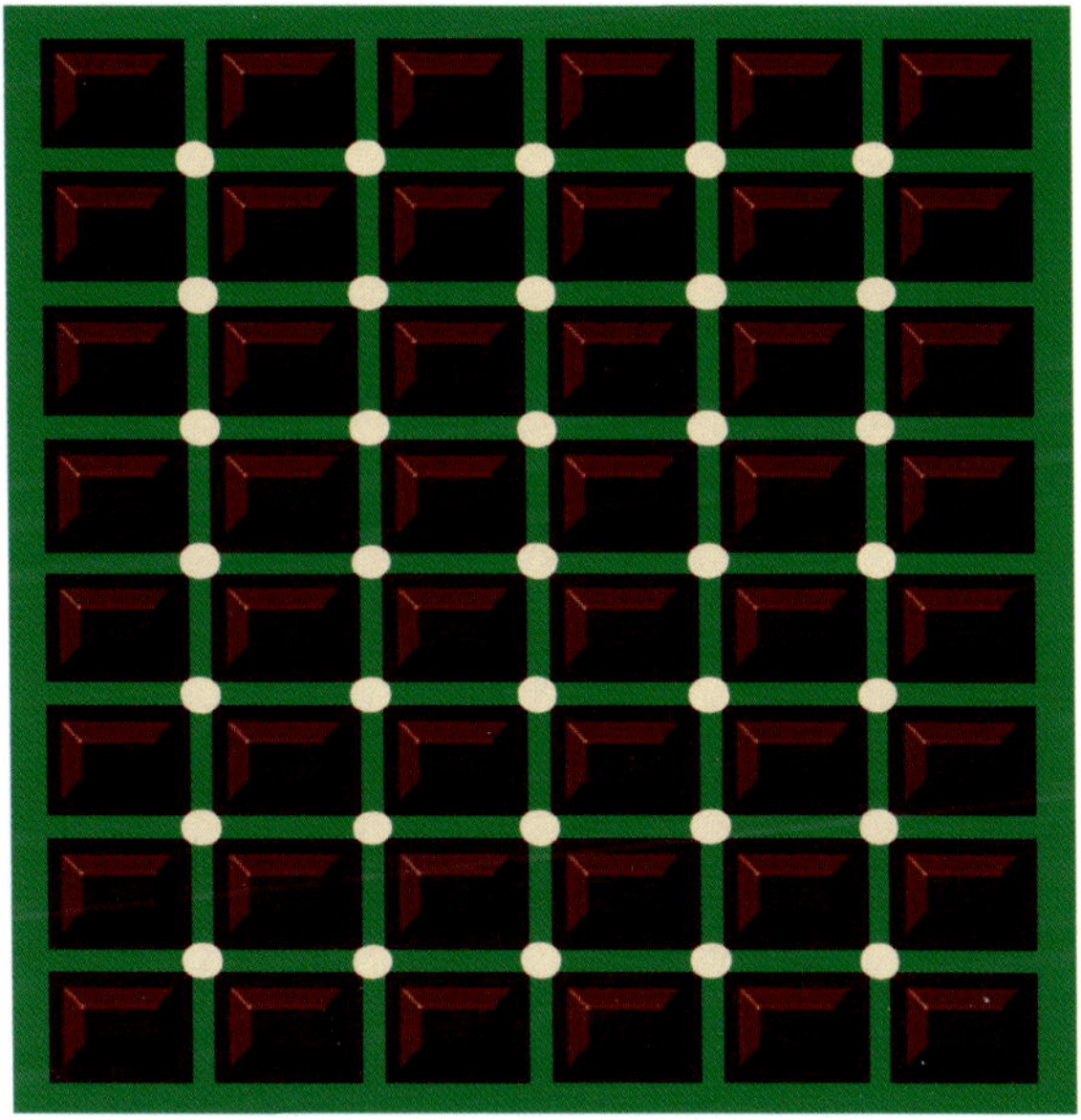

口絵②　相原健二作『Busy Beans』　チョコレートの角のクリーム色の部分に黒い「カカオ豆」が現れては消える。これはシンチレーション（きらめき）錯視といわれる錯視図形の応用で、もともとの図はバーゲンとリンゲルバッハが独立に作り出した

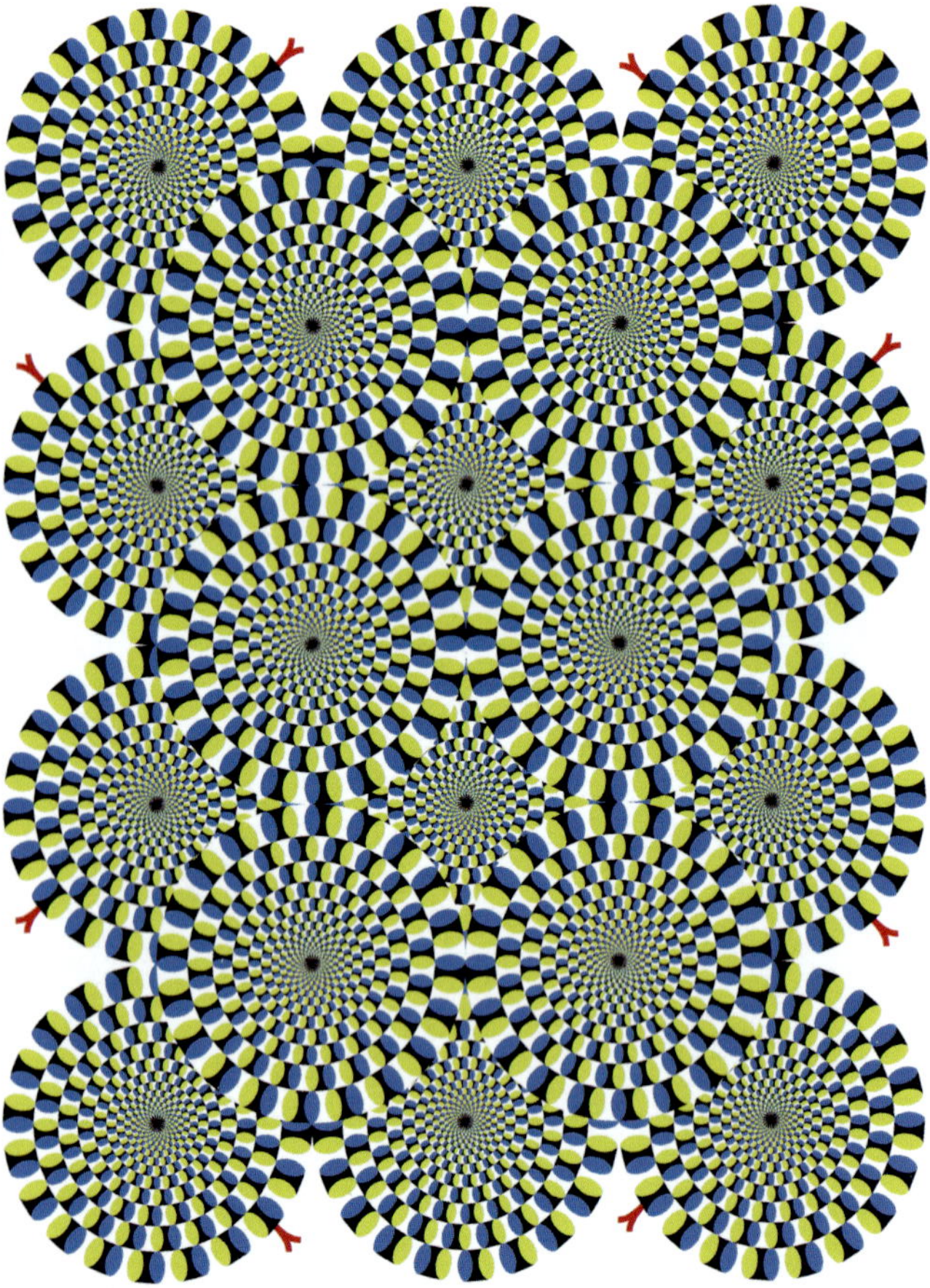

口絵③　北岡明佳作『蛇の回転』　静止しているはずの印刷画像が回転しているように見える錯視。回転して見えない人は本文27ページ参照。本をよこに向けて見ると効果が大きい

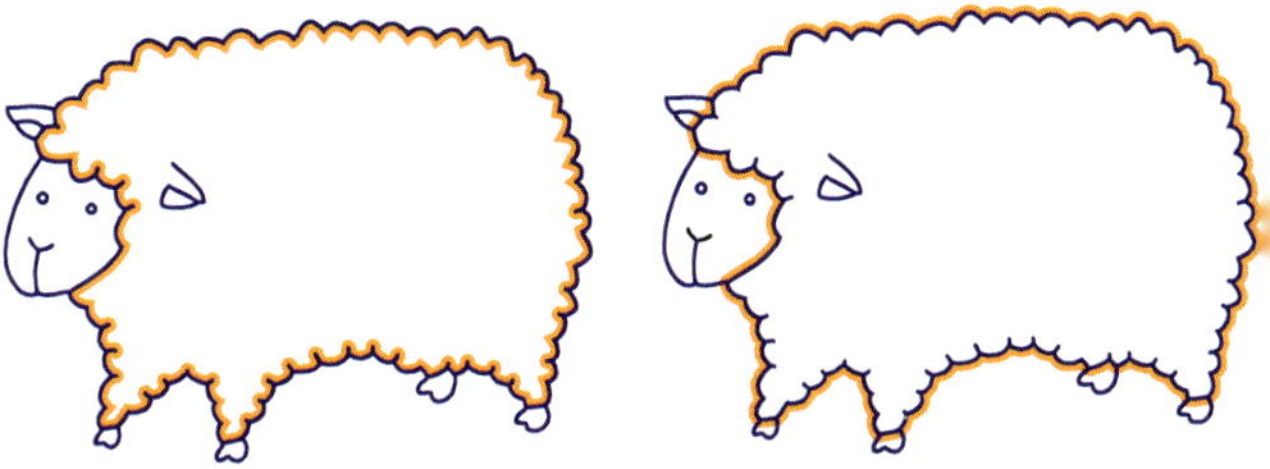

口絵④　著者作『ヒツジの兄弟』 2003年、ピナ（Baingio Pinna）らによって発見された「水彩錯視」。左のヒツジでは輪郭のオレンジ色が、水彩絵の具で薄く色を塗ったように内部に拡散している。右のヒツジは冷たい白色に見える

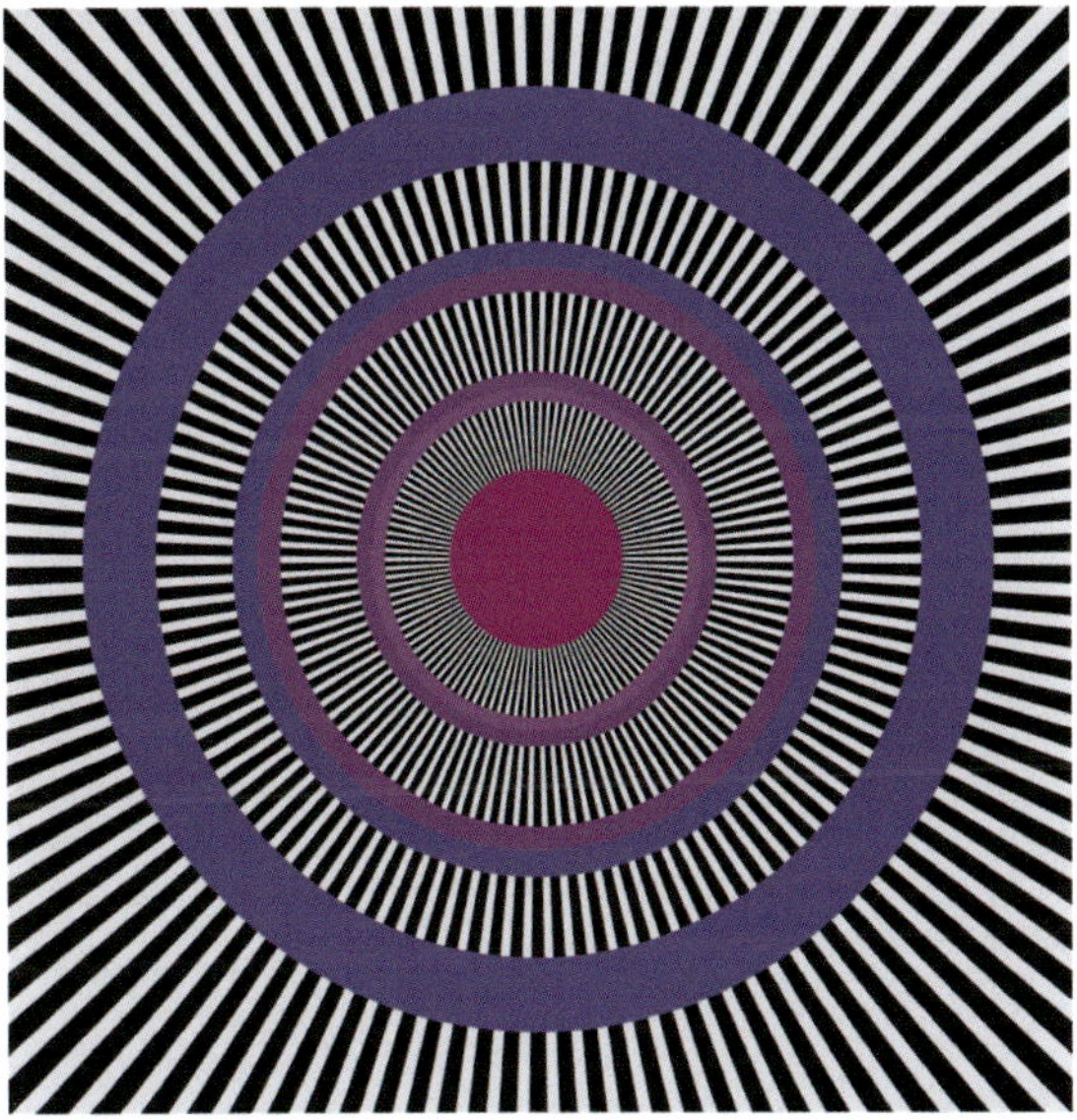

口絵⑤　エニグマ　レビアント（Isia Leviant）が1981年に発表した錯視図形。紫と赤紫のリングの中を白いものがチラチラしながら、すごいスピードでまわっているように見える

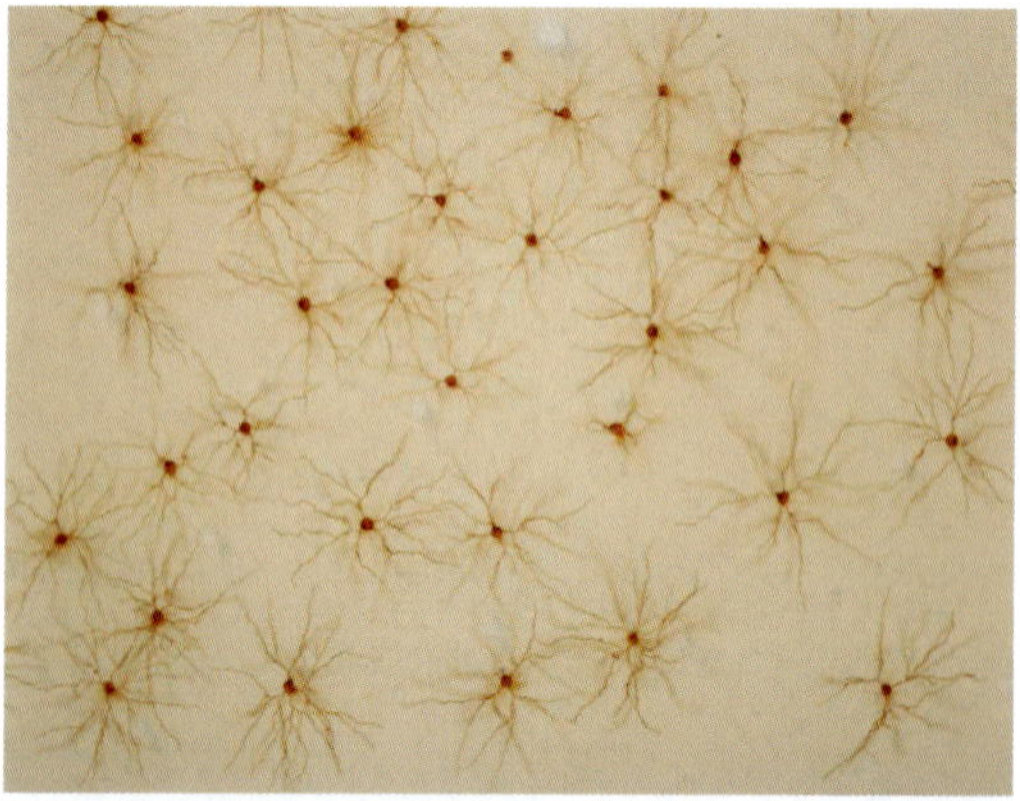

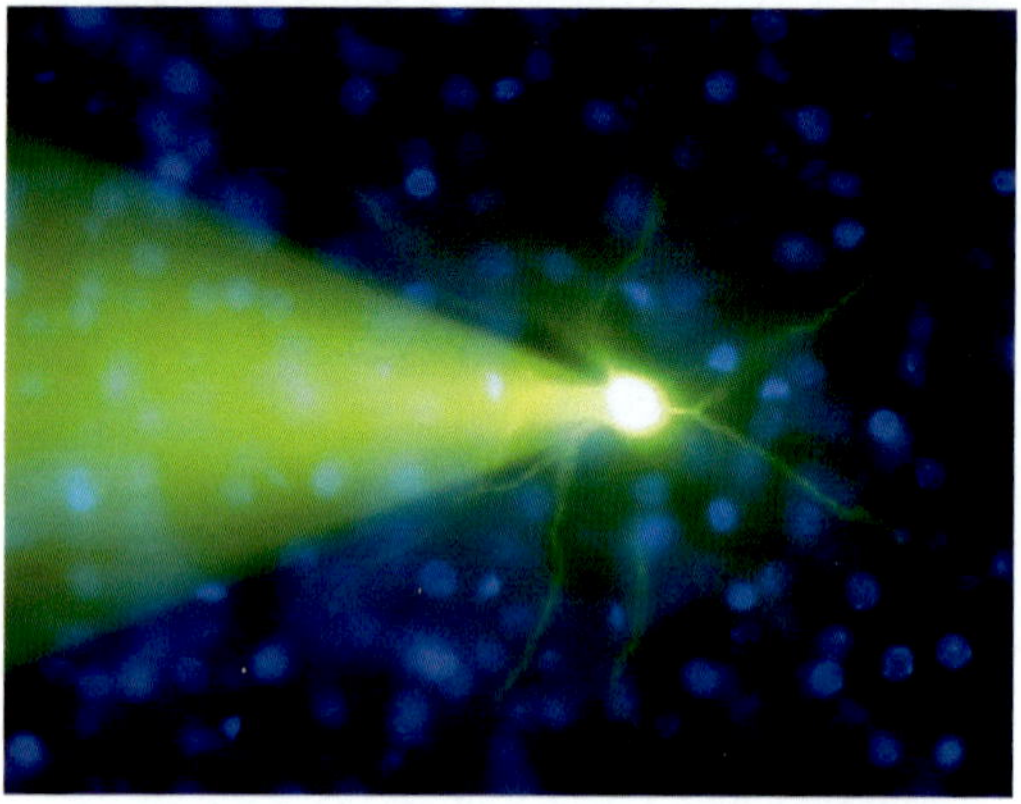

口絵⑥　大脳皮質のニューロン　上はサル前頭葉皮質の錐体細胞と呼ばれるニューロン（池添貢司、小賀智文、田村弘、Guy Elstonと私の実験から）。実験者が選んだごく一部のニューロンに色素を注入し、染色したもの。大脳皮質の表面から見下ろすようにして見た顕微鏡写真である。木の枝のような突起はすべて樹状突起である。下はニューロンの核をDAPIという青い蛍光色素で染めたあと、ルシファーイエローという黄緑の蛍光色素を細胞内に注入している様子

脳はなにを見ているのか

藤田一郎

角川文庫
17937

まえがき

脳はいろいろなことをやっている。歩く、歌う、覚える、計算する、道具を使う、汗をかく、顔を赤らめる、喜ぶ、悲しむ、驚く、話す、食べる、眠るなど、およそ人が生きて行う活動のすべてに、脳がかかわっている。

これらの中で、まがりなりにもロボットやコンピュータができることはどれで、まったくできないことはどれであろうか。計算したり、記憶したりは、ロボットやコンピュータの得意なところだ。体の一部を目的に合わせて動かすにしても、ロボットが行える動作は多い。

しかし、持ち主の呼びかけに対してシッポを振る犬型ロボットが本当に「喜んでいる」と思う人はいないだろう。また、金属検知器を装着したコンピュータが、ナイフをつきつけられたときに、モニタに「キャーッ」と表示したとしても、そのコンピュータが本当に「怖い」と感じていると思う人もいない。これら喜びや恐怖といった感情という心のできごとを例にとると、心をもつものとそうでないものを区別することは容易にできる。
では、「ものを見る」ことはどうであろうか。「ものを見る」ことは機械にも可能であり、心のできごとと呼ぶほどのことでもないように思える。これは本当であろうか。

すばらしい映像を見せてくれるデジタルカメラ、ビデオカメラ、ディスプレイなどの製品があふれる今日、これらの機械は「見ること」を人工的に再現できていると思いがちであるが、実はそうではない。「見ること（視覚）」の本質は、眼底に映った像を網膜の細胞が生体の電気信号に変換したあとにやってくる。脳が、網膜から送られてきた情報にもとづいて、目の前にどのような世界があるかを知る過程が視覚の重要な部分である。そこには、人工システムがいまだに模倣できない多くの機能、しくみ、秘密がある。本書の前半では、「ものを見る」「ものが見える」とき、脳は本当に必要なのか、脳はどんな仕事をしているのか、そして、どんなふしぎがあるのかを考えながら、視覚という心のできごとの本質を考える。

「心が脳からどのように生まれるのか」という問題は、脳科学者のみならず多くの人の興味を強くひく問題である。この問いにアプローチする際にさまざまな研究方法がありうるだろうが、重要なステップの一つは、脳を形成しているどの神経細胞（ニューロン）、どのネットワークが心のどのできごとにかかわっているのかを明らかにすることである。

脳の中のすべてのニューロンの活動が主観体験（意識にのぼる感覚）に直接に貢献するのか、それとも、ほんの一部の活動だけが担っているのか。もし、一部であるとすれば、それらのニューロンは何が特別なのか。これらの問題の解決は、心と脳の関係を理解することに大きなヒントを与える。しかし、ある特定のニューロンの活動がある特定の心のできごとに関与していることを科学的に示すことは簡単ではない。

この問題に対して現代の脳科学はどういう方法でとりくんでおり、いったいどこまで接近しているのかを、「見る」「見える」という機能を例にとって紹介することが本書後半の目的である。その先には、ニューロンを構成している分子やイオンの動きや相互作用がどうやって心の主観体験をつくりだすのかという究極の問題がある。脳科学の限界についても考察することになろう。

実感を伴いながら思索を進め、しかも脳と心の探究の最先端を渉猟したい。視覚は、そのような話題として、本という媒体を通して語るのに適している。問題としているさまざまな現象を図によって体験することができるからである。嗅覚や味覚の実体験を、本を通して行うのが難しいことと対照的である。また、たとえ、味のするページをなめてもらうような本をつくることができたとしても、「脳と心の関係」を問う話題を視覚ほど豊富に提供することはできないだろう。本書では、心理学、臨床神経学、実験脳科学、計算論的神経科学などの幅広いアプローチで進んでいる視覚研究ならではの視点から、脳と心の問題を考えていきたい。

執筆にあたっては、脳科学、神経科学に関する予備知識を必要とせずに読めるよう努力をした。脳と心の問題を取り扱うのだから、脳の構成や部位の名前、ニューロンに関する基本的知識が必要な箇所も当然でてくる。そのようなときには、話題の理解に必要な分だけ、脳科学の基礎事項をできるだけやさしく説明しながら話を進めることにする。第1章から第4章、第7章は、すべての人が容易に読み進み、理解していただける内容になっているはずである。第5章、第6章では、脳科学の一つの分野、認知脳科学における最新状況に、ほかの章にくらべて深く踏み込んだ。

さあ、それでは、多くの人が何気なく行っている「見ること」を手がかりに脳と心の世界をのぞいてみよう。

脳はなにを見ているのか

目次

まえがき　3

第1章　「見る」なんて、心のうち？　13

目に映っているものとはちがうものが見える　15
目に映っていないものが見える　19　目に映っているのに見ていない　20
目に映っているのに見えない　22
この章のまとめ――脳が見ている　24

コラム①　うねるヘビ　27

第2章　知覚と行動のつじつま　29

脳の基本構造　30　目から脳へ　33　ものが見えない――盲斑　36
視野地図を発見した日本人　38
ものは見えるけれど何だかわからない――視覚物体失認　39

知っている人の顔がわからない――相貌失認　41
サッチャー錯視　42　魚の顔がわからない　45
何だかわかるが働きかけられない――視覚性運動失行　47
意識と行動の乖離《かいり》　49　見えているとは思えない――盲視　50
見えているのに無視する――半側空間無視　52
心の世界の半側空間無視　56　だれにも起きる意識と行動の乖離　58
この章のまとめ――意識も科学のまな板に　61

第3章　見るための脳の仕事　63

浜辺の足あと　64　ヘルムホルツの無意識的推論　65
答えが一つではない問題　66　脳はヒントを知っている　68
日は頭の上に　69　誰でも持っている盲点　72
手前の物体と奥の物体　75　ものの見え方の視点不変性　76
知覚の成立　78　記憶とのすり合わせ――認識　80
すり合わせのもう一つのルート　81　クオリア　83
この章のまとめ――脳機能を問う三つのレベル　85

コラム② 錯視のもつ可能性 87

第4章 見る脳を覗く 91

大脳皮質の視覚領野 92 視覚経路は役割分担している 96
米粒一つ分の大脳皮質 97 ニューロンの役割 99
脳の中の情報伝達 102

コラム③ ニューロンと話す 105

ニューロンは視野の一部の情報を伝える 106
視覚ニューロンは刺激に好みがある 109 二つの視覚経路 110
情報の脳内表現、符号化、読み取り 114 脳内地図 115
連続性地図とコラム構造 116 分散地図、パッチ状地図 118
脳内地図の意義 119
この章のまとめ――ピクセル表現から知覚に役立つ表現へ 120

第5章　心をつかさどるニューロン活動を求めて　123
ニューロン活動と知覚のリンク　124　地球におりた宇宙人　125
脳と心の問題の設定　127　錯視図形に反応するニューロン　129
二つの目で別のものを見ることはできない──両眼視野闘争　131
顔の知覚と相関するニューロン活動　135　意識の神経相関　137
知覚意識をつかさどるニューロンの条件　140　MT野と運動方向知覚　142
ローカルモーションとグローバルモーション　146　意識下の知覚　149
この章のまとめ──知覚形成プロセスにかかわるニューロン　150

第6章　二つの目で見る　153
片目では不十分　154　左右の目は異なる角度から世界を見ている　156
両眼視差　158　右目像と左目像を対応づける　161
V1野が両眼視差を検出する　163
コラム④　フクロウが振り向くとき、美女に振り向くとき　166

V1野の活動は奥行き知覚に直結しない　169
V1野以後の両眼視差情報処理　172
側頭葉も両眼視差情報をあつかっている　175　波紋を投げかけた発見　178
ふたたび両眼対応問題　180　二つの物体の間の相対視差　183
神経活動のゆらぎと知覚判断のゆらぎ　185　ふたたびくつがえる常識　190
この章のまとめ――両眼立体視から学ぶ「脳と心の関係」　193

コラム⑤　ユレシュの授業　195

第7章　脳、心、脳科学と私　197

自分の目、ふつうの目――素朴実在主義　198　心と脳科学　200
鉄腕アトムと哲学者　203　石仏の心　205

あとがき　207
文庫版あとがき　211
図版出典　217　参考文献とウェブサイト　219

第1章

「見る」なんて、心のうち？

「見る、見えるなんて心のできごとと呼ぶほどのものか?」と思う人が多いだろう。目を開けば、色、形、動き、奥行きに満ちた世界を見ることができる。見ているものが何であり、誰であり、どこにあり、どのように動いているのかが、何の努力もせずにわかる。このとき、頭を使っているとは感じにくいので、人を好きになるとか、何か決断をするとかにくらべて、心のできごとというにはあまりに単純であっけないことに思える。

「ものを見ることは難しいことではない」というこの感覚とは正反対に、実は、「見る」ことは現象としてふしぎで複雑であり、また、「見る」ことを実現するためには、脳によるとてつもなくたくさんの仕事が必要とされている。外界の像は、目の奥の網膜で電気信号としてとらえられ、その情報は脳へと送られる。脳の仕事は、その情報を徐々に加工処理して、「ものを見る」ために適した形にしていき、最終的には、「ものが見える」のを成立させることである。その仕事内容の全貌は今も明らかではないが、ほかの心のできごとよりは理解が進んでいる。本書では、その一端を紹介し、脳と心の関係を考えることを目指す。

まずは、「見る」ことのどこで脳を使っているのか、いったいどこに現代科学でも説明することのできない複雑さやふしぎがあるのかという疑問に答えよう。この問題を、実感をもって問うために、錯視図形と呼ばれるふしぎな図形や写真をいくつか見ながら話を進める。

目に映っているものとはちがうものが見える

図1―1にはらせん模様が描かれていると、ほとんどの人が感じる。白黒の縄のような線が、外側からぐるぐるとまわりながら中心に向かっているように見える。中心ほど遠くに見えるというような奥行きを感じる人もいるかもしれない。

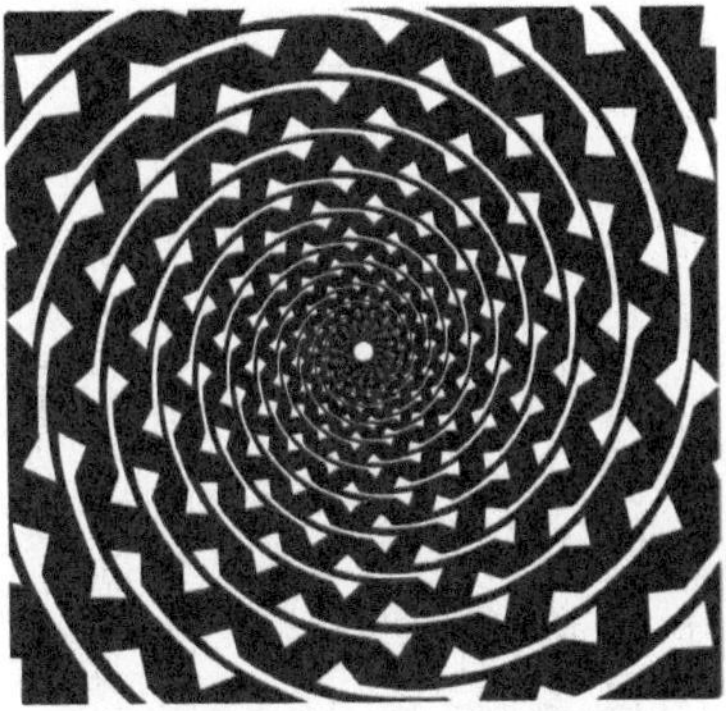

図1-1　フレーザーの「にせらせん錯視」 1908年にフレーザー（James Fraser）が発表したこの図形には、らせん模様が見える。しかし、線をなぞってみると、ここに描かれているのは同心円であることがわかる

ここに描かれているものは本当にらせん模様だろうか。鉛筆かつまようじのような、何か先のとがったものをもってきて、線の一本を選んでなぞってみよう。らせんであるならば、線をたどるにつれて内側に向かい、最後には中心に到達するはずである。ところが、鉛筆は同じ円周をぐるぐるまわるばかり。もう一つ内側の線をたどってみても、やはり、その線上をまわるばかり

だ。実は、ここに描かれているものは、中心を共有する十数個の円、すなわち同心円である。この紙の上にはらせん模様は描かれておらず、したがって、この図を見る私たちの網膜に映っているものもらせん模様ではない。目に映っているものとはちがうもの（この場合、形）が見えるのである。

続いて、口絵①を見てみよう。上段には、オレンジ色で「違った色に見える？」と書いてある。さて、下段には、緑色と紫色の縞模様の向こう側に、同じく「違った色に見える？」と書いてある。左半分の「違った色に」は黄色味の強い色で、右半分の「見える？」はピンクがかった色で字が書かれているように見える。

ここで、緑色と紫色の縞を紙か何かで覆って、縞の間の字の部分だけを左右で比較してみよう。左半分と右半分の字は異なったインクで印刷されているだろうか。実は、下段に書かれている字は、左半分も右半分も、上段のオレンジ色の字とまったく同じインクで印刷されているのである。つまり、字から反射して私たちの網膜に投影されている光がどのような波長を含んでいるかは上下すべての字で同じなのだ。にもかかわらず、ちがった色に見える。この現象は、色誘導と呼ばれる。さきほどの「らせん模様」のときと同じで、目に映ったものとはちがったもの（この場合は、色）が見えるのである。

次は、同じものがちがった明るさに見えるという図を紹介しよう（図1―2）。丸い筒

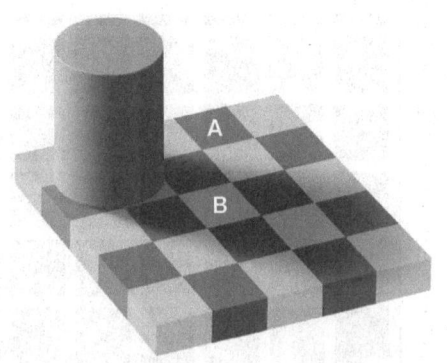

図1-2　市松模様の明るさがどう見える？　市松模様の板の上に円筒が描かれており、Aは市松模様の濃い色の部分、Bは薄い色の部分に見える。しかし、AとBは同じ明るさのグレーで印刷されている

がチェッカー盤の上にのっている。左後方より光が当たっており、チェッカー盤には影が投影されている。Aとラベルしたところは市松模様の暗い部分、Bとラベルしたところは市松模様の明るい部分であると見える。ところが、色誘導の例と同じように、図のほかの部分を覆い隠し、AとBの部分だけを見てみると、この二ヶ所は同じグレーで印刷されていることがわかる。

この錯視は、その効果がとても顕著なため、にわかには信じがたいのではないだろうか。私が初めて見たときには、何度も何度も試してみなくては、AとBが同じグレーであると自分を納得させることができなかった。

同心円で印刷されているのにらせん模様

が見え、同じインクで印刷されているのに、ちがった色や明るさが見えるという三つの錯視図形が教えることは、目に映っているものがそのまま見えているのではないということである。目に何が映っているかだけでものの見え方が決まるわけではない。

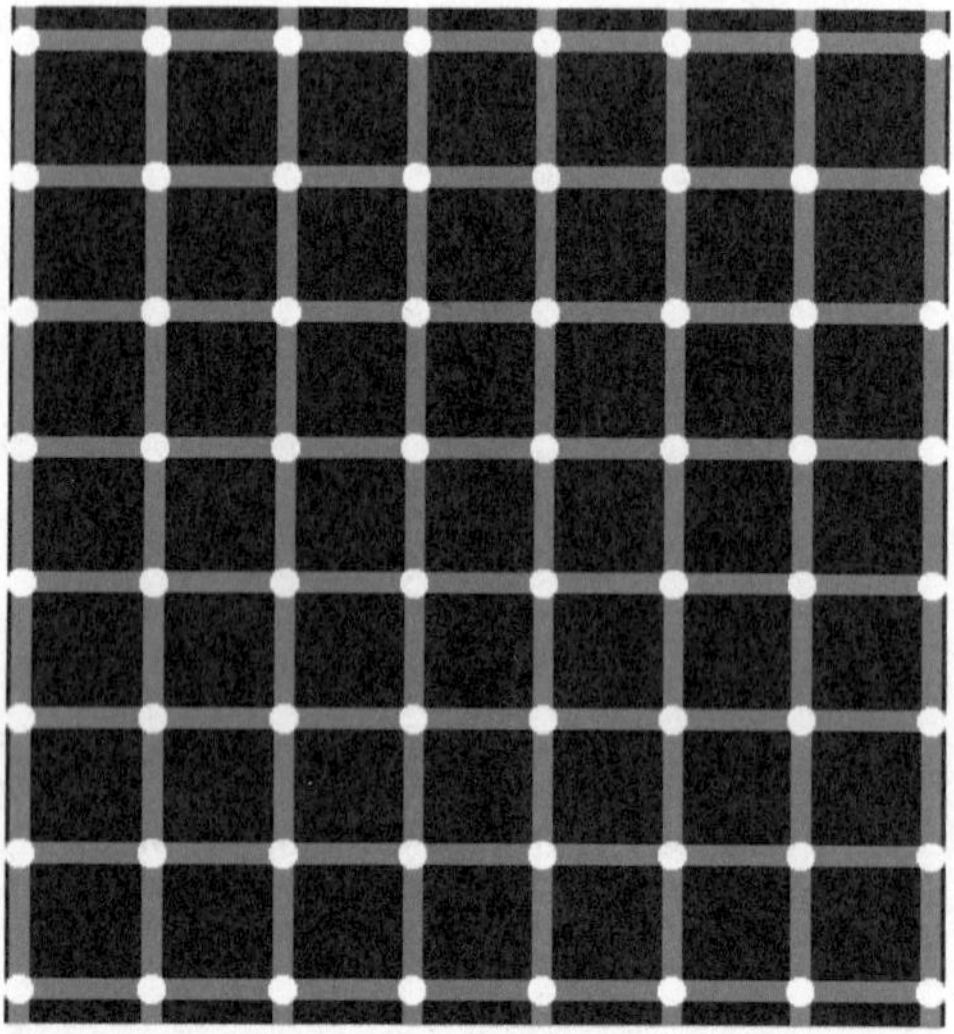

図1-3　シンチレーション（きらめき）錯視　バーゲン（J. R. Bergen, 1993）とリンゲルバッハ（Bernd Lingelbach, 1994）が、独立につくりだした錯視図形。白い丸の中に、暗い、しかし、きらめくような斑点が浮かんでは消える

目に映っていないものが見える

次は、描かれていないものが見えるという図形を見てみよう（図1―3）。この図には、黒い背景に灰色で、碁盤の目模様が描かれており、碁石を置くべき線の交差点に、小さな白い円が配置されている。描かれているものはそれだけなのだが、この図を見ると、線の交差点にある白い円の中に、暗い斑点がきらめくように浮かんでは消え、消えては浮かんで見える。そして、その斑点がいくつ見えるかを数えようとして目を向けると、その部分から斑点は消失してしまう。目を向けていないところでは相変わらず、斑点は点滅している。口絵②には、この錯視を利用した相原健二の素敵な作品『Busy Beans』を示す。

目には映っていないのに見えるこの斑点をつくりだしているのはいったい誰なのか。目の前の紙にはこの斑点は存在しないのだから、このできごとは私たちの脳の中で起きている。

目に映っていない色が見えるという図形を見てみよう（口絵④）。二匹のヒツジのうち、左側のヒツジの体がオレンジ色に見える。しかし、右側のヒツジ同様、体の中には何の印刷もほどこしていない。印刷されているのは輪郭部分だけだ。にもかかわらず、印刷部分からずいぶん離れたところまで色が拡散していっている。この現象も脳の中で起きている。

目に映っているのに見ていない

目に映っていないものが見えることにくらべると、目に映っているものを見落とすことは、日常生活の中で思い当たることがあるという人もいるかもしれない。たとえば、妻が美容院に行って素敵な髪型にしてきたのに、まったく気づかない中年男性というのはよく聞く話だ。しかし、これは、仕事が忙しく心身がすりへり気味のおじさんに特有のことなのだろうか。

これがそうではない。見ているものが大きく変化しているにもかかわらずまったく気づかないというのは、老若男女を問わず起きうる。一般に、ヒトや動物の視覚系は、体の外で起きたできごとを検出するのに適したしくみをもっており、視野の中で変化したものを敏感に検出するようにできている。ところが、ある特定の状況では、変化に対して盲目といってよいほど鈍感になることがある。この現象は、「変化の見落とし」とか「変化盲」(change blindness) と呼ばれる。どのような状況において変化に対する盲目が起こるかは、認知科学のホットな研究課題になっている。

図1―4は、変化盲が日常生活の中で起きることを示した実験の様子である。

ある大学の構内を歩いている女性に、黄色いヘルメットをかぶり青(本書の図ではグレー)のTシャツを着た工事人らしき若い男性が、地図を手にして道を尋ねている(①)。

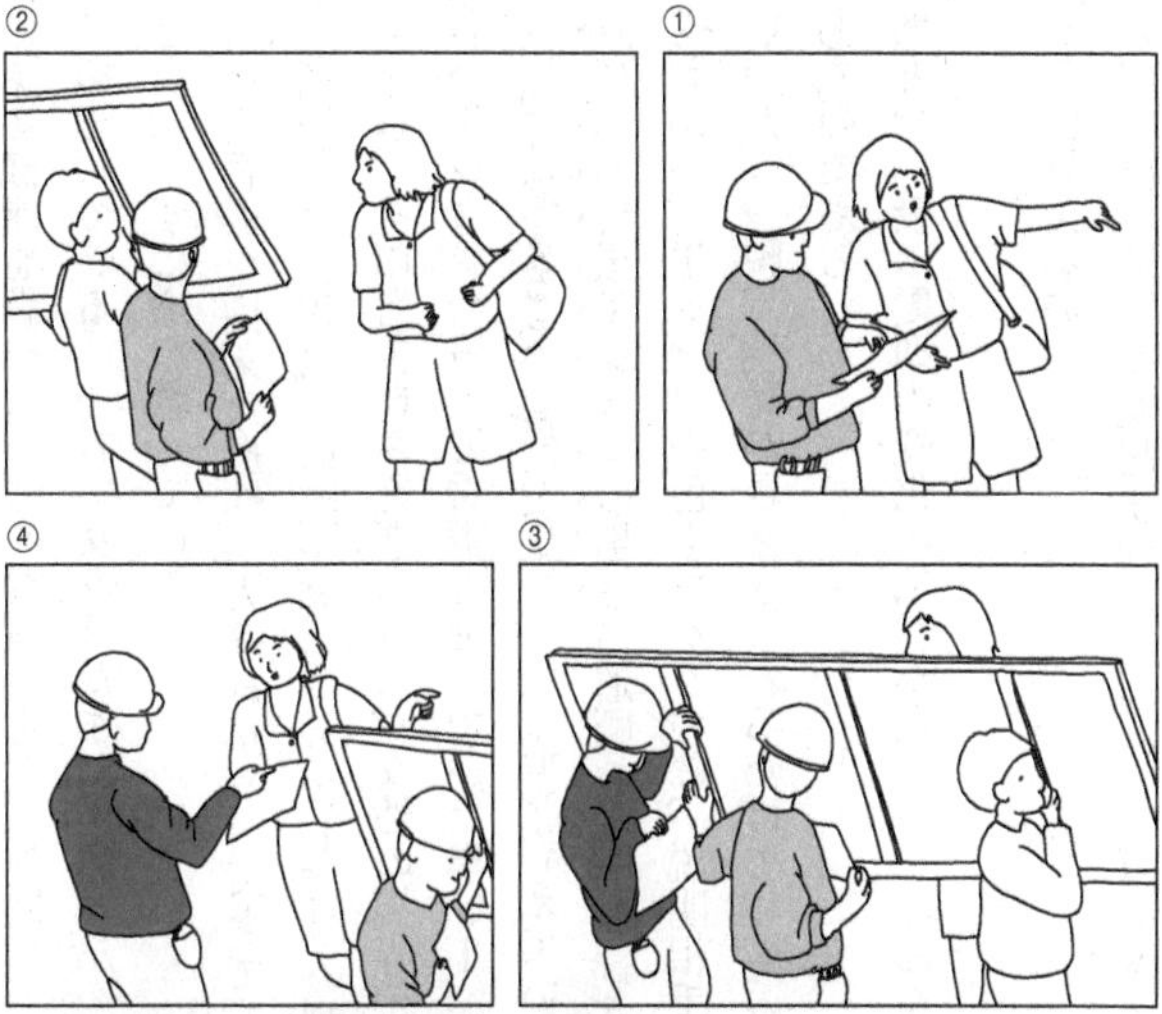

図1-4　変化に対する盲目　道を説明している相手が入れ替わっても気づかずに説明を続ける女性の様子を示すこのビデオクリップは、イリノイ大学のシモンズ（Daniel Simmons）のウェブサイト（P217）で見ることができる。見ると思わず、笑ってしまうであろう

実は、この男性は認知機能を調べている研究者であり、仲間の一人が遠くから二人の様子をビデオカメラで撮影している。一方、女性はたまたま通りがかった人で、相手の男性が研究者であることを知らずに道を教えている。

と、そこへ、大きな看板を抱えた男性二人連れがやってきて、「すみません、通してもらえますか」と、話をしている二人の間を割るようにして通り過ぎる（②）。道を聞いていた男性の姿は、一瞬、その看板にさえぎられて、女性の視界から消える。その瞬間に、道を聞いていた青いTシャツの青年と看板を運んでいた黒いTシャツの青年が入れ替わるのだ（③）。看板が通り過ぎると、驚いたことに、道を教えていた女性は何事もなかったかのように、入れ替わった黒Tシャツの男性に道順の説明の続きを始めるのである（④）。顔もちがい、声もちがい、Tシャツの色もちがうのに、説明相手が入れ替わったことにまったく気づかないのだ。一瞬、視野がさえぎられるだけで、ものを見るという心のできごとに大きな穴があくのである。

一日の仕事のあとで、妻の髪型の変化に気づかないおじさんを誰が責められよう。

目に映っているのに見えない

見落としている場合は、注意を喚起すれば気づくことができるだろう。たとえば、「私、髪切ってきたんだけど、どう?」といえばよい。ところが、目の前にあることを知っていて一生懸命に見ているにもかかわらず、視覚対象が目の前から忽然と消え、見えなくなることもある。

この現象のデモンストレーションには動画が必要であり、残念ながら、本書の紙上で再現することはできないが、その概略は図1—5のようなものである。黒い背景の上に黄色い点が三つ、三角形の頂点をなすように配置されている。背景には、黄色い点に重ならな

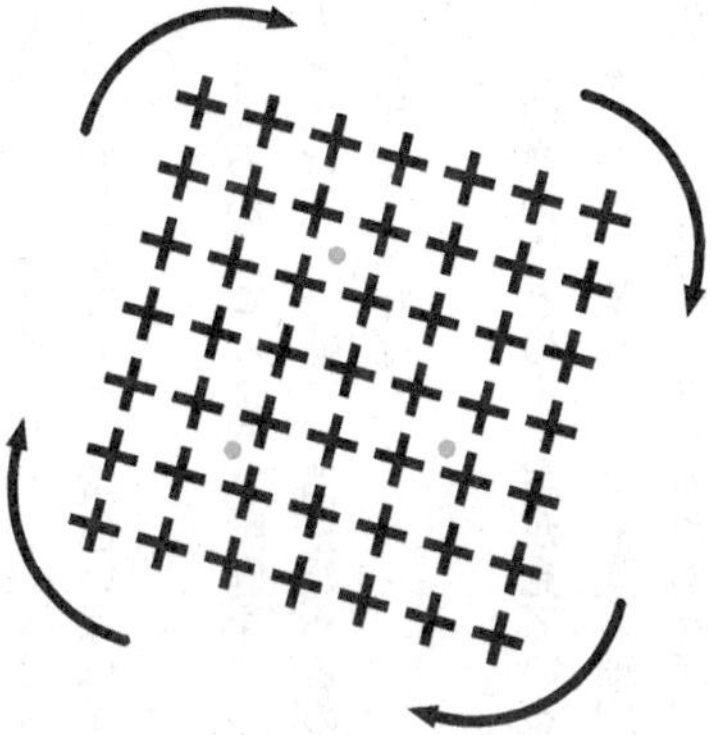

図1-5　運動誘導性盲　2000年にボネー（Yoram Bonneh）によって考案された動画の模式図。黒い背景に三つの静止した黄色い点があり、その周りを青色の十字模様がたくさん、一体となって回転して動く。この図を見続けていると、黄色い点が、一つ消えたり、二つ消えたり、三つ消えたりして見えなくなってしまう。ワイズマン研究所のボネーのウェブサイト（P217）でさまざまな動画を見ることができる

いように青色の十字模様がたくさんばらまかれており、その十字模様が一団となってぐるぐると回転している。黄色い点はまったく動かず、点滅もせず、そこにずっと提示されている。

ところが、このような動画をずっと眺めていると、その黄色い点が一つ、二つ、そしてときには三つ一緒に、消え始めるのである。この現象は、運動誘導性盲 (motion-induced blindness) と呼ばれる。

この章のまとめ――脳が見ている

ものが目に映り、像が網膜の細胞に捉えられた段階で、何が見えるかが決まり、それが私たちの意識にのぼるのであれば、目に映った像がものの見え方を決めるはずである。ところが、この章のさまざまな例で示してきたように、目に映った像がすべてを決めているのではないのである。

目に映っているものは同心円なのに見えるものはらせん模様であったり、同じ印刷がなされているものがちがった色や明るさに見えたり、何も描かれていないものが見えたり、目の前にあるものが見えなかったりする。これらのことは、眼底に映った外界像を網膜の細胞がとらえて生体電気信号に変換した段階で、「見える」という知覚が生まれているのではないことを示している。網膜から電気信号が脳に送られ、脳の中で処理され、その結果生成された電気信号が私たちの知覚意識のもとになっている。見ることも、ほかの心のできごとと同様に脳によって担われている。

見ることは、しばしば、カメラで写真を撮ることに誤ってたとえられている。目で起きていることを、光がカメラのフィルムやデジカメのCCD素子にとらえられることにたとえるのは的外れではない。外界世界が網膜に像を結ぶ過程は、純粋な光学過程である。そして投影された光の強度と波長にもとづいて、視細胞にイオンの流れすなわち電気反応を起こす。ここまでは、カメラと本質は変わらない。カメラにおいても、レンズを介してフィルムに像を結び、化学反応により像は焼きつけられるのである。

しかし、ものを見ることの本質は、そうやって網膜でとらえられた光情報にもとづいて、外界の様子を脳の中で復元することである。その復元されたものを私たちは主観的に感じ、また、復元されたものにもとづいて行動するのである。

錯視は、描かれたもの、目に映ったものとはちがうものを見てしまう現象である。しかし、これは困ったことでもなければ、私たちの脳の性能が悪いということでもない。それどころか、ヒトを含む動物にとって、網膜に映った像が大事なのでなく、網膜に像をつくった目の前の世界がどうなっているかを知ることが大事であることを考えると、脳はすばらしい仕事をしているといえる。

図1―2を思いだしてみよう。盤上のAとBの二つのマスが同じ強さの光を反射していることなど知ってもほとんど意味がないのに対して、見ているものがどういう模様をしているかを知ることはとても大事である。なぜなら、見ているものが何であるかを知るための大きな手がかりが得られるからである。人が経験する錯視を人工システムで再現することは、役に立つマシンビジョンの開発においては有効なテストとなるだろう。

ふしぎとも思える錯視図形をほんの数枚見ることで、「脳が見ている」という重要な洞察を得ることができた。私は従来、この点を端的に強調するために、水木しげるの劇画『ゲゲゲの鬼太郎』の主人公鬼太郎のお父さん「目玉おやじ」はものが見えないはずであるという比喩を使ってきた。

ご存じのように、目玉おやじは目玉に手足が生えた小人で、鬼太郎の片方の眼窩の中に住んでいる。「目玉おやじの目玉には、角膜、レンズ、ガラス体などのちゃんとした光学系も網膜もあるだろうが、脳がないからものは見えないのだ」と授業や講演会で述べてきた。ところが、ある日、水木しげるのファンに教えられたのだが、『ゲゲゲの鬼太郎』の一シーンに、目玉おやじの目玉が割れる場面があり、割れた目玉の中にはちゃんと脳が入っていたそうである！

コラム① うねるヘビ

口絵③は、北岡明佳が考案した錯視図形『蛇の回転』である。多くの人にはこの模様がぐいーっと回転するように動いて見える。目のはしのほうで見るような感じで眺めると一層の効果がある。この錯視は衝撃的で、高校生の集まりなどで見せると、「おおーっ」とか「まじ〜!」とか声が上がっておおいに盛り上がる。しかし、この錯視がまったく起きない人もいる。

毎年5月にフロリダで開かれる視覚学会では、会期中の一夕を使い、参会者有志が持ち寄った新作の錯視や実験デモを、アルコール飲料を片手に鑑賞する催しがある。2005年、北岡は『蛇の回転』を出品し大きな反響を得た。「これはすごい錯視だ」と話す人々のところへ、視覚心理物理学の大家、ハーバード大学のN氏とカリフォルニア大学サンディエゴ校のA氏が連れだってやってきた。ところが、彼らにはこの図がまったく動いて見えず、くやしまぎれに(?)口をそろえて、「これは、頭のよい(intelligent)人間には動いて見えないんだ」などと軽口をたたき、いあわせた人たちを笑わせた。ところがそのとき、恐れ知らずのある若い研究者が、「年寄りには見えないんじゃないの?」と一言もらしたのである。

この会話を受けて北岡は、その学会開催中に、この図形を片手に参加研究者たちにインタビューしてまわり、この図形が動いて見えるかどうかと相手の年齢を調べた。そして、学会会期中に調査を終え、その結果を連絡掲示板に発表した。驚いたことに若者の予想は当たっており、60、70歳代に、この錯視が見えない人の割合は多かった。40歳代にこの錯視が起こらない人が数名いたが、そのうちの一人は私である。

私は、その後も、北岡の作成したさまざまなバージョンの「蛇の回転」図形を試してみたが一度たりとも動いて見えたことがないので、「自分も頭のよい人間の一人だ」となぐさめていた。ところが、最近、買いかえた新しいコンピュータのモニタで「蛇の回転」を見たところ、なんと、吐き気がもよおしてくるほどに図形がぐいぐいと激しくうねって見えるのである。私には、この図形には「うねるヘビ」という名がふさわしく思えた。

この錯視の成立に微小な眼球運動が関係しているという説と関係がないという説が対立している。私の眼球運動を測定し、うねって見えるときと見えないときで眼球の動きにちがいがあるかどうかを解析すると、この論争に決着がつく可能性がある。北岡によると私は貴重な被験者らしい。

第2章

知覚と行動のつじつま

目を失えば、ものを見ることはできない。光の情報を受けとめることができないから当然である。しかし、第1章で述べたように、ものを見るには目だけでは十分でなく、脳が重要な仕事を担っている。では、脳に傷がついたら見ることにどういう影響がでるだろうか。不運にも脳に傷を受けた患者の、ものを見る能力がどのような影響を受けたかを知ることは、その患者の診断とケアのために不可欠であるばかりでなく、脳の中の視覚システムがどのように構成されているかを明らかにする貴重な手がかりとなる。

この章では、いくつかの脳損傷の症例を紹介し、ものを見るときに脳の中で起きていることを考えよう。このような研究分野は神経心理学と呼ばれる。そこからは、脳と心の関係に関する、ほかでは得られない重要な知見を得ることができる。得られる結論は、ときに、脳や心のあり方に関する私たちの常識的考え方を超えた、驚くべきものである。

脳の基本構造

本題に入る前に、脳の構造に関する概略を、この章の話題を理解するのに必要な分だけ述べておこう。脳の構造について知っている人は、読みとばして次節へ進んでほしい。

胎児のときには、中枢神経系は両端の閉じた一本の管である。その管の前方のふくらんでいる部分が脳であり、後方の細い部分が脊髄である。発生初期には、脳部分のふくらみ

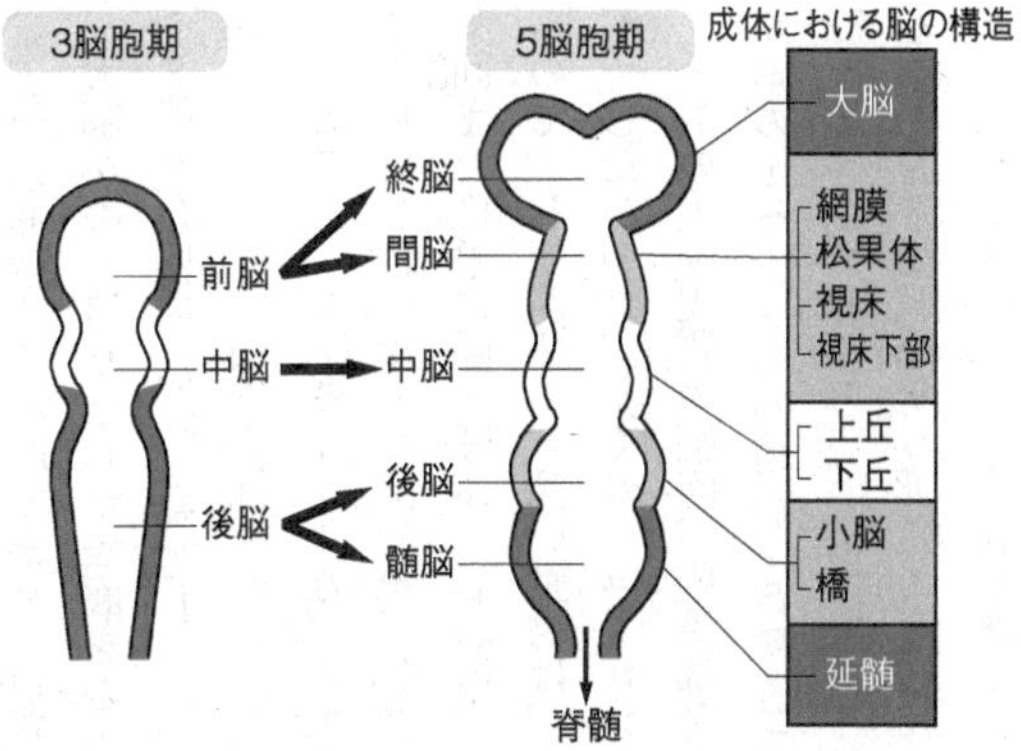

図2-1　脳の発達　中枢神経系は一本の管から発達する

は三段になっていて、前から順に、前脳、中脳、後脳と呼ばれる（3脳胞期、図2―1）。発生が進むと、前脳は終脳と間脳にわかれ、後脳の後ろに髄脳《ずいのう》ができて、ふくらみは五段になる（5脳胞期）。最前端部の終脳から左右二つのふくらみが現れどんどん発達していく。これが大脳である。また後脳からも左右二つ、大脳ほどには大きくないふくらみが出現し、小脳となる。大脳は、サルやヒトでは非常に大きく発達し、脳のほかの部分、すなわち終脳の基部、間脳（松果体《しょうかたい》、視床《ししょう》、視床下部《ししょうかぶ》）、中脳（上丘《じょうきゅう》、下丘《かきゅう》）、後脳（小脳、橋《きょう》）、延髄《えんずい》を覆うようになる。

大脳はヒトの脳の中ではもっとも大きな塊であるが、その中にニューロンがぎっしりつまっているわけではない。ニューロンは大脳の表面部分の2〜3ミリに限局して分布しており、この部分は大脳皮質と呼ばれる。大脳皮質より深い部分は、大脳皮質を出入りする神経線維（軸索《じくさく》）が通過する場所であり、白質《はくしつ》と呼ばれる。

　大脳がのっぺりとした表面をもっていれば、大脳皮質の表面積（したがって表層2〜3ミリ部分の体積）が限られてしまい、含まれるニューロンの数は少なくなる。ネズミやジュゴンなどの大脳皮質はそのようなつるりとした表面をもっている。

　ところが、ヒトやイルカなどの大脳は、表面が複雑に波打ち、折りこまれている。折りこまれてしわになった部分を、脳溝《のうこう》と呼び、二つの脳溝にはさまれた大脳皮質表面部分を脳回《のうかい》または単に回と呼ぶ。しわの中に折りこまれた大脳皮質部分にもニューロンは存在するので、しわが多く、深い動物は、そうでない動物にくらべて、広い大脳皮質表面積をもち、したがって、多くのニューロンを有することになる。

　ヒトの大脳皮質の脳回、脳溝部分をあわせた全表面積は、およそ２０００㎠である。文庫本の1ページの面積が１５７㎠であるから、私たちの大脳皮質の表面積は、およそ、12・7ページ分くらいの広さである。ヒトに匹敵する視覚能力をもち、視覚をはじめとするさまざまな脳機能の研究に使われる最も高等な動物はアカゲザルやニホンザルなどのマカカ属サルと呼ばれる仲間である。マカカ属サルの大脳皮質の全表面積は1万㎟、すなわち10㎝四方であるから、さしずめ、目玉焼き一個分の広さである。

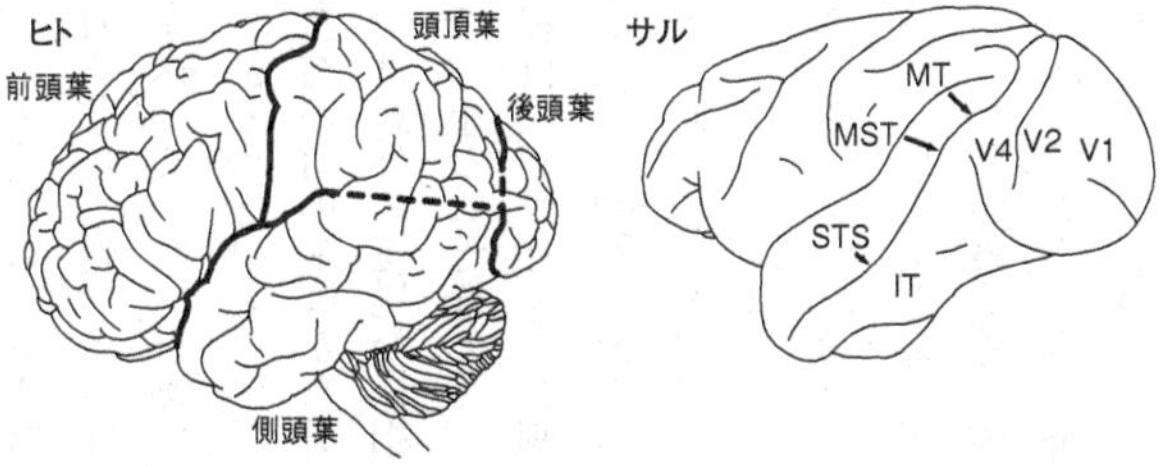

図2-2　ヒトとサルの大脳の外面図　ヒトの脳は数多くのしわ（脳溝）をもつ（左）。しわとしわの間は脳回と呼ばれる。主要な脳溝を境に、脳は前頭葉、頭頂葉、側頭葉、後頭葉に区分される。右には、本書で話題となる代表的な視覚領野をニホンザルの大脳外面図の上に示す。MT、MST、STSと呼ばれる領野は脳溝の奥にある

脳溝の様子にはある程度の個人差があるものの、大きな脳溝の構造は、同じ動物種の中では、個体がちがっても基本的には同じである。大脳皮質は、主要な脳溝に隔てられた前頭葉、頭頂葉、側頭葉、後頭葉と呼ばれる四つの葉《よう》に区分される（図2―2）。

目から脳へ

視覚におもにかかわっているのは、後頭葉のすべてと、頭頂葉、側頭葉の一部である。これらを一括して大脳皮質視覚野と呼ぶ。大脳皮質視覚野への視覚情報の最大の入り口は、後頭部にある第一次視覚野（以下、Ｖ１野と略す）である。網膜の出力神経線維のほとんどは、視床の外《がい》側《そく》膝《しつ》状体《じょうたい》（ＬＧＮ：lateral geniculate nucleus）という場所を経て、Ｖ１野に到達す

る。ごく少数の神経線維は、外側膝状体―V1野という経路を通らず、上丘《じょうきゅう》や視床枕《ししょうちん》と呼ばれる部位を通って側頭葉や頭頂葉へ情報を送っている。上丘―視床枕経路は側頭葉に情報を送っていないと書いてある本が洋書・和書にかかわらず多いようだが、それはまちがいであるのでひと言つけ加えておく。

左右の目の網膜から外側膝状体を通ってV1野にいたる経路は、ヒトやサルなどの霊長類では意外に複雑な様相を呈する。この章、第5章、第6章で述べるいくつかの話題にとって大事なことなので、ここで説明しておこう（図2―3）。

右目、左目とも、右側半分の網膜には左視野の像が映り、左側半分の網膜には右視野の像が映る。網膜の出力ニューロンの出力神経線維の束は視神経と呼ばれ、それぞれの目から脳に向かう。脳に到達する前に、左右の視神経が出会う場所があり、視神経交叉《ししんけいこうさ》と呼ばれる。右目、左目とも、鼻側半分の網膜（右目の左半分と左目の右半分）の出力神経線維は、この視神経交叉において直進し、反対側の脳の外側膝状体にいたる。一方、耳側半分の網膜（右目の右半分と左目の左半分）の神経線維は、視神経交叉において、それぞれ交差点を曲がった側の外側膝状体にいたる。左右の外側膝状体は、それぞれ左右のV1野へ神経線維を送る。このような神経投射の結果、右脳のV1野には左視野の情報が、右目と左目の両方を通してやってくる。一方、左脳のV1野には右視野の情報が、右目、左目両方から

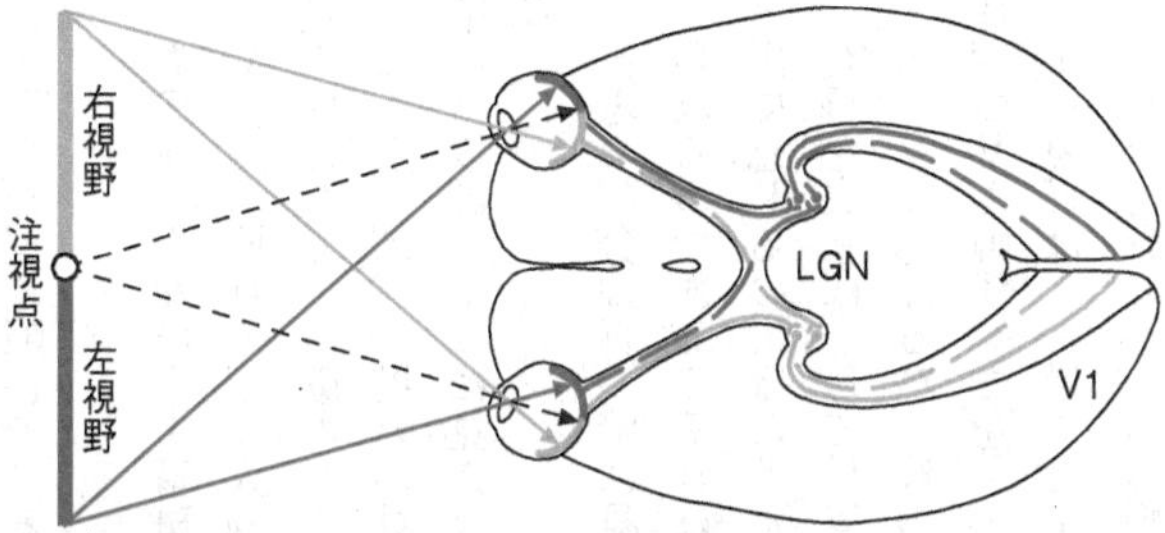

図2-3　世界は脳にどう投影されるか　左目網膜の左半分（耳側）のニューロンは左脳に投射し、右側半分（鼻側）のニューロンは右脳に投射する。一方、右目網膜の左半分（鼻側）は左脳に投射し、右半分（耳側）は右脳に投射する。この結果、左目経由であれ右目経由であれ、視野の右半分の情報は左脳に送られ、視野の左半分の情報は右脳に送られる。LGN：外側膝状体、V1：一次視覚野

やってくる。

脳は体の中で最もエネルギーを必要とする臓器である。細胞にとってエネルギーの源は、血液によって運ばれてくるブドウ糖（グルコース）などの栄養分と酸素である。脳の組織に血液を供給している動脈の流れが、どこかで悪くなったり止まったりすると、その場所より下流の血管によって栄養分や酸素の供給を受けていたニューロンはエネルギーを生産することができなくなり、機能が低下したり、死んだりしてしまう。このような状態を脳梗塞という。

脳組織への損傷は脳梗塞のほかにも、交通事故、一酸化炭素中毒、銃犯罪、脳の手術などによって起こる。これから述べるのは、そのような損傷が視覚関連領域に起きた患者の

さまざまな視覚障害である。

ものが見えない――盲斑

V1野が壊れると、大脳皮質へ視覚情報を取りこむ入り口がほぼなくなるので、世界が見えなくなる。右脳のV1野がすべてなくなれば、左世界が見えなくなる。左脳のV1野がなくなれば、右世界が見えなくなる。一部がなくなれば、それに対応した部分が視野の中から抜けるように見えなくなる。このようにして見えなくなった視野の部分を盲斑《もうはん》と呼ぶ。

盲斑の部分は真っ暗に見えるわけではない。視野のその部分がただ存在しないように感じられるのである。それは、健常者が、自分の正面の世界は見えるが、自分の背面側を真っ黒に感じるのではなくただ見えないと感じるのと同じである。

右目を失えば右目で世界を見ることができなくなり、左目を失えば左目で世界を見ることができなくなるが、残ったほうの目でかなり広範囲の視野を見ることができる。一方、片側のV1野すべてを失った場合は、壊れたV1野の反対側の視野が見えなくなるが、残存する視野は、右目でも左目でも見える。たとえば、右脳のV1野すべてを失うと左視野が見えなくなるが、視覚機能が残った右視野の多くは、右目でも左目でも見ることができ

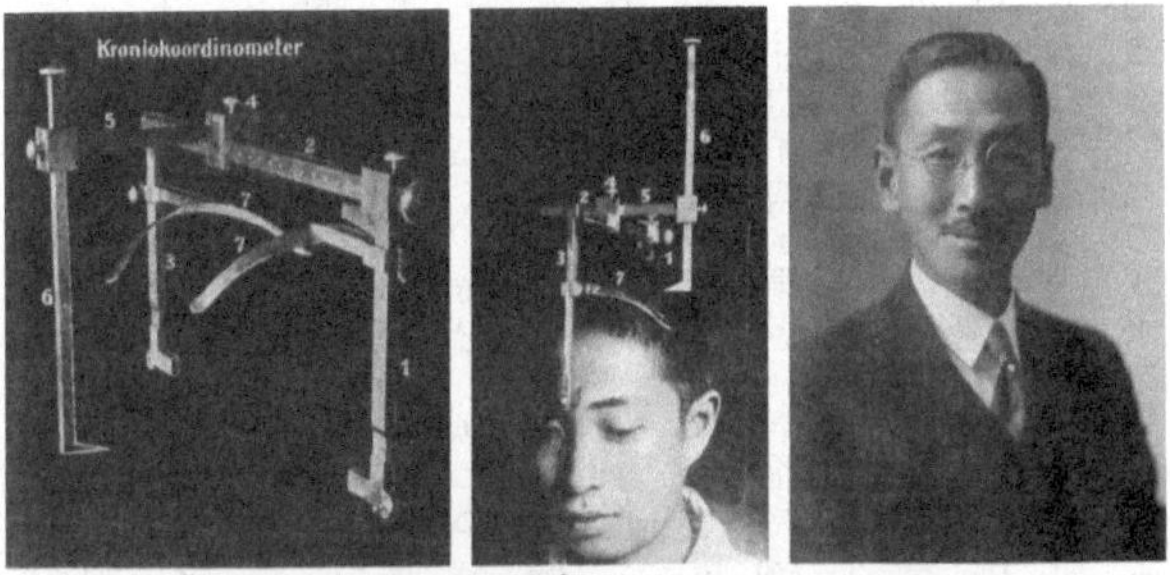

図2-4　井上達二と銃創測定器具　井上48歳のときの肖像写真と彼の発明した銃創位置の測定器具。井上はこの器具を、ドイツ語でKraniokoordinometer（頭蓋座標計）と命名した

る。これは、網膜の出力ニューロンが、情報を送るための軸索を、図2—3のような特殊なパターンで脳にのばしているからである。

V1野の一部が壊れたときの盲斑がどれだけの視野部分におよんでいるかを検査するためには、視野計を使う。眼の前に置いた大きな半球形のドーム内側のさまざまな位置に小さな光がつくようになっており、どこが点灯したかを患者は答える。患者はドームの中心に目を向けているが、視野のどこでも正常に見えるのであれば、光点がどこにあっても答えることができる。しかし、視野の中に光を点灯しても感じることができず答えることができない領域があれば、そこが盲斑である。丹念にその領域の広がりを調べることで、盲斑の範囲を決定できる。

視野地図を発見した日本人

日露戦争に従軍した若き眼科医井上達二（1881〜1976年）の任務は、この視野計を使って、戦いで負傷した兵士の盲斑の範囲を決定することであった（図2―4）。日露戦争は、人類の歴史の中で初めて高速ライフルが使用された戦争である。ライフルの高速化によって、銃弾が頭部に命中した際に、脳内に残らず外に貫通して出るケースが多発した。このことにより、銃弾を受けた兵士の予後はそれ以前の銃で撃たれたときよりもかえってよく、命をとりとめることができた。しかし、後頭葉に傷を受けたときには盲斑が起きてしまう。このような傷を負った兵士に対する年金の額は、盲斑の位置や大きさにしたがって決まっていた。井上の仕事は、負傷兵一人ひとりの年金額を決定するための診断資料を作成することであった。

井上は単に盲斑を検査するだけでなく、戦地において自作した道具を使って、頭蓋骨への銃弾の入出路を精密測定し、脳の損傷部位を推定して盲斑との関係を調べた。その結果、彼は、後頭葉の中に外界視野を投影したような視野地図（脳のある部位が視野のある一部を担当し、そのとなりの部位は視野の中のとなりの場所を担当しているような規則正しい構造）があることを証明したのである。井上は日露戦争後ドイツに留学し、1909年ライプチヒでこの研究の成果を単行本として出版した。この成果は長く埋もれていたが、後年、視野地図を発見したのはいったい誰が最初かという検討がなされた結果、この若き従軍医師の戦地における研究が再発見されたのである。

ものは見えるけれど何だかわからない——視覚物体失認

V1野の少し前方、後頭葉から側頭葉にかけてのある一部（lateral occipital complex：略してLOCと呼ばれる）が壊れた場合には盲斑は生じず、ものが見えなくなることはない。そのような患者の一人に絵を見せて、模写してもらった絵を図2—5に示す。鍵、小鳥、豚、機関車を細部にわたってたいへん上手に描いている。私が見るところ、曲線の具合や部分間のバランスのとり方などは平均的な健常者よりもよほど上手で、絵心のある人だと思う。このような絵が描けるということから、見本がとてもよく見えていることはまちがいない。ところが、この患者に、「あなたが描いたこれらのものは何ですか」と聞くと、まったく答えることができないのだ。

絵だけではなく、実際の物体も視覚的に同定することができない。コップやのこぎりや携帯電話といったありふれたものが何であるかがわからない。この症状は、ひと言で表現すれば、「ものは見えても、何であるかがわからない」ということであり、視覚物体失認または単に視覚失認と呼ばれる。

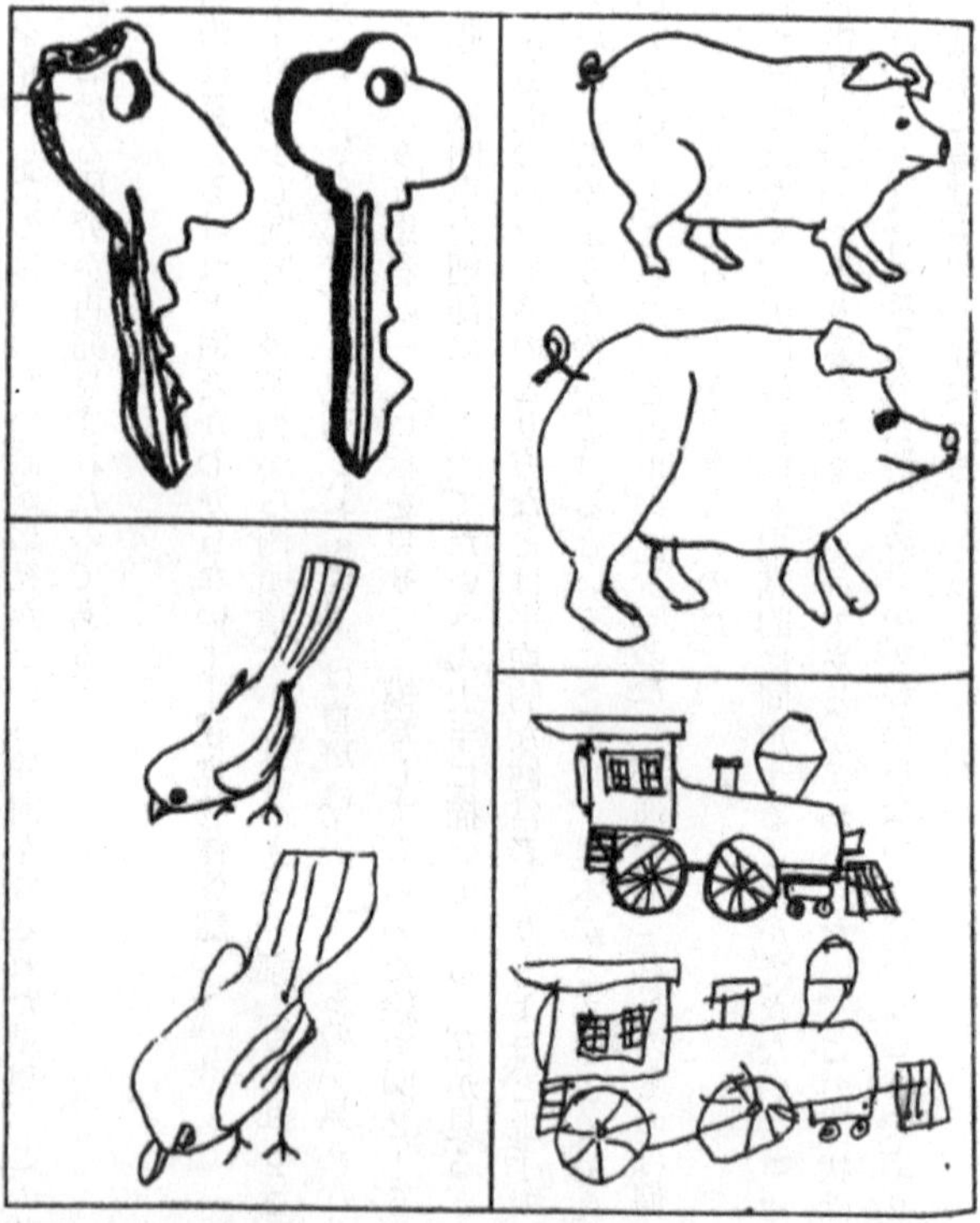

図2-5　視覚失認患者の模写　後側頭葉の一部に損傷を受けた患者は見ているものが何であるかがわからなくなる。ここに示すのはそのような患者が見本を模写した絵である。上手に模写しているにもかかわらず、患者は見本や自分が描いたものが何であるかがわからない

このような患者は、コップやのこぎりや携帯電話に関する記憶を失っているのではない。なぜならば、それらのものを手で触ったり、そのものが発する音（たとえば、携帯電話の着メロ）を聞けば、何であるかが即座にわかるからである。対象物が何であるかがわからないという症状が視覚に限定されているということが、視覚失認の大事な診断基準である。

知っている人の顔がわからない——相貌失認

側頭葉内側部の底面にある紡錘状回《ぼうすいじょうかい》が壊れると、視覚失認の特殊なケースが起こる。それは相貌失認と呼ばれる症状で、ものは見え、見ている物体が何であるかはわかるけれども、人の顔を見て誰であるかの識別ができない。

この場合、顔であることすらわからないというのではない。顔であることがわかっているのはもちろん、男性か女性かとか、目が大きいとか小さいとかというような細かい顔の特徴はわかるのである。にもかかわらず、よく知っているはずの知人や有名人の顔がわからず、さらには写真や鏡で示された自分の顔が自分の顔であるということすらわからなくなってしまう。

この症状はペロー（Charles Perrault：1628～1703年）による有名な童話の『赤ずきんちゃん』の言動を思い出させる。赤ずきんちゃんは、お母さんに頼まれて、病気で寝ているおばあさんの家に、ケーキとバターの壺を届けにいった。赤ずきんちゃんは道に迷うこともなく、おばあさんの家に行く。家に着いてみると、すでにおばあさんを飲み込んだオオカミが、おばあさんになりすましてベッドに入っている。赤ずきんちゃんは、そのオオカミに対して、「おばあちゃん、とっても大きな目ね」「おばあちゃん、とっても大きなお口」というように言葉をかけるのである。どこが目や口であり、どんな大きさかもわかっているのに、おばあさんとオオカミの区別がつかない。

童話らしい、ありそうもない話に聞こえるが、相貌失認の患者においては、これによく似たことが起きる。肩の上にあるものが顔であることがわかり、目じりにしわがあるとか、きれいな歯であるとかいうように、顔の部分については正確な観察ができているのに、自分自身やよく知っている有名人や知人の顔が誰だかさっぱりわからないのである。

相貌失認の患者には、顔はいったいどう見えているのだろうか。このような患者の内観がどんなものであるのかを想像することは難しいが、そのヒントになると私が考える錯視があるので紹介しておこう。

サッチャー錯視

図2―6の写真は、1980年ごろのイギリス首相のサッチャー（Margaret Thatcher）

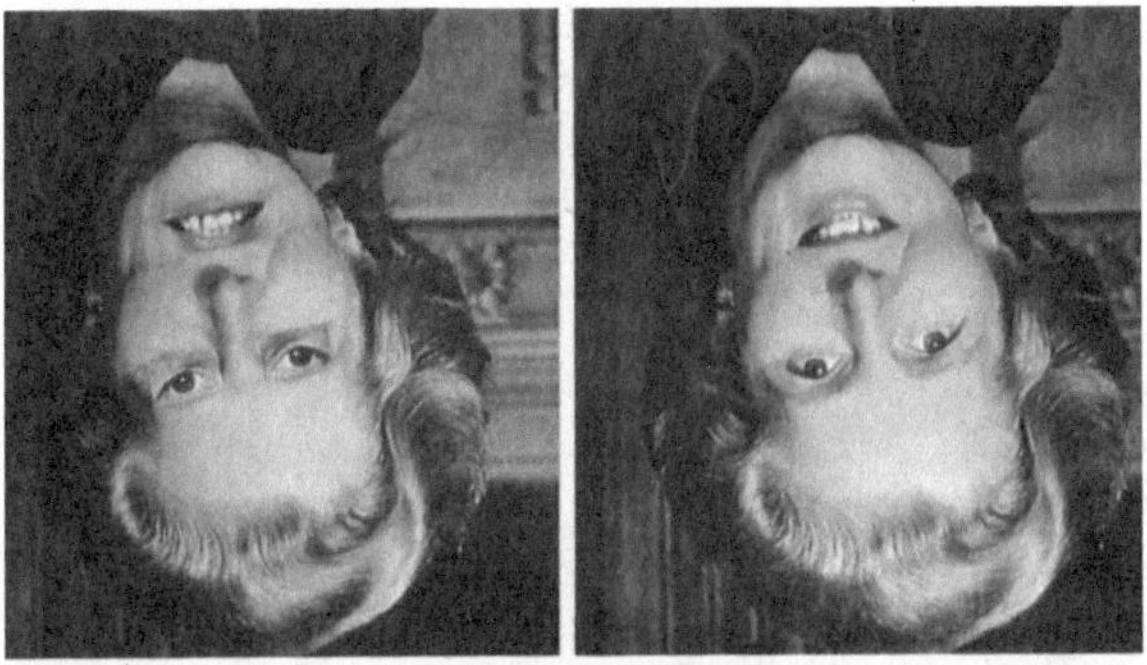

図2-6　サッチャー錯視　私たちは、顔のつくりや表情に対して非常に敏感である。ところが顔が倒立すると、その感受性が著しく鈍くなる。本をさかさまにしてこの図を見ると、その違いがよくわかる

の写真を倒立させたものである。左側の彼女はなんだか怒っているような怖い顔をしているように見える。さて、本をひっくり返してみよう。怒ったように見えていた写真は、実は、怒っているなんてものではない。気持ち悪いといってよい顔をしている。この写真は、目の部分と口の部分を切り取って上下反転して張りつけることによって作成されたモンタージュ写真なのだ。

もう一度、本をひっくり返して元に戻してみると、気持ち悪く見えた写真は、最初に感じたとおり、それほど気持ち悪く見えない。この写真には変なところがあることがわかっており、目と口の部分に注意を向けてじっくり観察することができるにもかかわらず、正立像で感じる気持ち悪さは倒立像には感じら

れない。

サッチャーもこのような写真をつくられてお気の毒だが、この現象は、今ではサッチャー錯視と呼ばれている。ジョーク好きで有名な心理学者トンプソン（Peter Thompson）が作成した。目がたれ気味、口角が上がり気味の人の写真ほどこの効果は大きい。わが国の小泉純一郎元首相の写真で最初につくられていれば、今頃、コイズミ錯視という名で呼ばれていただろう。

ここで、目や口を細工していないほうのサッチャーの写真をよく観察してみよう。正立させて見ると（すなわち、本を上下ひっくり返してみると）、その目はいかにも知的で聡明な輝きをたたえ、また、写真を撮っている人への信頼にあふれた表情が読みとれる。私たちは、正立している人の顔のつくりや動きに対しては非常に敏感である。実際、日常生活において、顔を見て、接している相手の機嫌、体調、気持ち、集中度などを即座に知ることができる。授業中うわの空の学生なんて、いかにとりつくろっても、教師は一発でわかってしまう。

ところが、写真を倒立させると（すなわち本を元に戻して）サッチャーの顔を見てみると、その目や口元から、正立像で感じることのできた表情が感じられない。同じ写真でありながら、倒立した顔からはそれらはどこかにいってしまって、感じ取ることができない。おそらく、相貌失認の患者の内観もよく似たものであろうと想像される。ただ、これが正立した顔に対しても起きているのだ。

ここでの教訓は、恋人や配偶者や上司が逆立ちをしているときには話しかけないということである。相手がどのような機嫌でいるのかがわからないのだから。

魚の顔がわからない

紡錘状回の一部が壊れると相貌失認になることから、この領域は顔に関する視覚情報処理に特化した仕事をしていると多くの研究者は考えている。この考えの証拠として、脳損傷患者の症状の観察だけではなく、機能的核磁気共鳴撮像法（ｆＭＲＩ法）という方法を用いて脳の活動を調べ、健常者が顔を識別しているときに紡錘状回が活動していることもあげられている。

ところが、同様の観察結果から別の結論をひきだしている研究者もいる。彼らは、紡錘状回は顔に特化した脳領域なのではなく、その人が識別を得意としているものに特化していると考える。多くの人にとって他人の顔は社会生活を送るうえで大事な情報であることから、紡錘状回は顔を処理しているが、紡錘状回が処理するのは深い知識のある対象物ならば別に顔に限らない、というのが彼らの提唱である。

この主張を支える一つの証拠は、熟練したバードウォッチャーが鳥の種類の識別をしている最中に紡錘状回が活動していることである。紡錘状回の仕事は顔識別に特有なのか、それとも得意な対象ならば顔以外の識別にも働いているのか、今も、論争が続いている。

1993年に、『NHKスペシャル 脳と心』というテレビ番組で、I氏という相貌失認症状を示す患者のエピソードが紹介された。昭和大学医学部の河村満による問診の様子が撮影されている。この数分のシーンには、相貌失認のさまざまな特徴が余すところなく示されており、私は、何十回もくり返してこのビデオを見てきた。

10年以上たったある日、授業でこのビデオを学生に見せている最中に、私はある重要なことに気づいた。このシーンの開始直後、女性キャスターによるナレーションの背後で、河村が「魚の顔がわからないと面白くないでしょう?」といい、I氏が「ええ、釣ったって、何釣ってるかわからないんですから」と答えているのが、かすかに聞こえたのである。

私は、その数ヶ月後に河村に会ったとき、この発見について話した。私が予想したとおり、I氏はたいへんな釣り好きであり、脳梗塞による両側紡錘状回の損傷のあと、人の顔がわからなくなると同時に魚の種類の区別がつかなくなったと河村は教えてくれた。私は、紡錘状回の機能に関する論争に一石を投じる貴重な症例であると考え、I氏にお会いすることはできるかとたずねた。たいへん悲しいことに、そして残念なことに、I氏はすでに

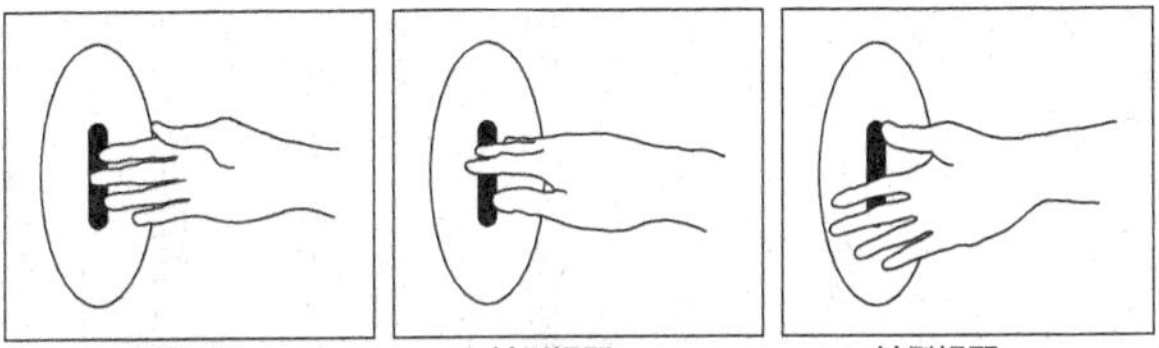

同側視野
正確な動作

対側視野
角度の間違い

対側視野
方向の間違い

図2-7　視覚性運動失行　頭頂葉が損傷すると、見ているものの区別や認識には問題が起きないのに、その見ているものに行動を起こすことがうまくできなくなる。この図は、板にあいたスリットの角度を正確にいい当てることができるのに、そのスリットに手を差し込むことができない患者の例

亡くなられていた。

何だかわかるが働きかけられない——視覚性運動失行

側頭葉ではなく頭頂葉の視覚野が壊れると、視覚失認とはまったく異なった症状が現れる。このような患者は、ものや人の識別、認識には問題がないにもかかわらず、見ているものを操作すること——たとえばコップをつかむ——がうまくできない。それがコップであること、細長いこと、色がついていること、中にジュースが入っていることなどすべてわかっているのに、目の前の机においてあるコップに手をのばし、適度に指をひろげ、つかみあげることがうまくできない。このような症状は、視覚性運動失行と呼ばれる。視覚情報にもとづいて、目や腕や指をうまく制御することができないのである。

たとえば、郵便ポストのように正面にスリットが開いている板を準備する（図2―7）。ふつうの郵便ポストとちがって、スリット部分が回転でき、その角度を変えられるようになっている。頭頂葉に損傷をもつ患者に、そのスリットが何度傾いているかをたずねると、「右に30度傾いている」などと正確に答えることができる。

ところが、その患者にハガキを手渡し投函するように、あるいは、手をスリットに差し込むように依頼すると、スリットとは異なるところへ手をのばしたり、スリットとは異なった角度でハガキを押し込もうとするなどして、うまく投函できない。スリットの位置や角度に関する視覚情報はこのような患者の意識にきちんとのぼり、医師に言葉で報告することができるのに、ハガキを投函しようとするとき、腕や手の運動を制御する脳部位は、その情報を利用することができないのである。

同じことを、側頭葉が損傷した視覚失認の患者に依頼するとまったく逆のことが起きる。スリットの角度を答えることも困難であり、そこに長い穴があいているのかどうかも不確かである。にもかかわらず、そのような人にハガキを渡して投函を促すと、問題なく投函できるのである。つまり、この患者の場合は、腕のコントロールに利用しているスリットの角度情報を、知覚意識をつかさどる脳システムが利用することができないのだ。

診察が終わり、「コーヒーでもいかがですか」といって、コーヒーをだすときに、コーヒーカップの柄をわざと患者から遠くになるようにしてだすといった意地悪なことをしても、側頭葉損傷の患者は、まったく問題なくコーヒーカップの柄をつまんでカップをもち上げ、飲むことができる。絵に描かれたコーヒーカップが、一体何であるかがさっぱりわからないにもかかわらず。

一方、頭頂葉損傷患者は、コーヒーカップと紅茶のカップのちがい、誰が所有するコーヒーカップかというようなことまで正確に見分けることができるのだが、コーヒーを飲む際には、手を机の上にはわせてコーヒーカップの位置をさぐり、到達したコーヒーカップをなでて手の形を合わせ、ようやくもち上げることができる。

意識と行動の乖離《かいり》

以上の症例は、視覚について、重要な二つのことを教えてくれる。まず、第一は、「見る」「見える」というのは一種類のできごとではないということである。「見たものが何であるかがわかる」という過程と、「見たものに対して働きかける」という過程は別であり、脳の別の場所で担われているのである。前者の機能、視覚認識の機能には側頭葉が関係しており、後者の機能、視覚にもとづいた行動には頭頂葉が関与している（くわしくは、第4章）。

もう一つのポイントは、知覚意識と行動の乖離が起きているということである。私たちはふだん、自分で感じ、自分で考えたことにもとづいて、体を動かし行動していると思っている。しかし、これらの症例は、意識と行動が勝手に働くことがあるという事実をつきつける。このことは視覚失認と視覚性運動失行の患者だけに起きるのではない。また、勝手に働くだけではなく、ときには、両者の間のつじつまが合わないことさえある。さらにいくつかの例を見てみよう。

見えているとは思えない――盲視

V1野に損傷が起こると、損傷部分に対応した視野領域が見えなくなると先に述べた。ところが、たとえば、右視野すべてが見えなくなっている患者（すなわち、左半球V1野が損傷した患者）の盲斑の中のさまざまなところに光点をだし、光点が注視点より上にあるか下にあるかを質問してみる。患者は「何も見えないんだからわかりません」と答えるが、そこを「まあ、あてずっぽうでいいからどっちだと思うか答えてくれますか」と無理に答えを求める。

もし患者がまったくでたらめに答えているならば、こうして得た回答の正答率は、上か下かの2分の1の確率だから50％のはずである。しかし、このときの成績は50％をはるかに超えている。光点の動く方向を答えさせたケースでは90％以上の正答率であった症例が報告されている。ところが、本人はあくまでも、「私には何も見えません。先生がともかく答えろというので答えているだけです」といい張るのである。また、患者の視線方向をモニターしてみると、見えないはずの盲斑に提示した光点の動きを追いかけていることもある。

つまり、このような患者は、「見ている」という意識は伴わないものの、光点の位置や動きを知り、目で追いかけたり、言葉にして答えることはできる。この現象を、盲視《もうし》(blindsight) と呼ぶ。盲視においても、意識（ものが見えると主観的に感じること）と行動（どの方向に光点が見えるかを答えたり、目で追いかけること）がちぐはぐになっている。

Ｖ１野がないのに光点の位置を正しく答えることができるのはなぜだろうか？　この章の冒頭で紹介したように、網膜の出力ニューロンのほとんどは外側膝状体を介してＶ１野に向かっていたが、残りの少数はＶ１野を経由せずに、大脳皮質に情報を伝えている。まだ十分な証拠がそろっているわけではないが、盲視はこの経路によって担われていると考えられている。

では、そのような患者は、なぜ「見える」という主観的体験をもつことができないのだろうか。盲視という症状の存在は、Ｖ１野の神経活動が「見える」という主観の生成に必要であることを示しているのだろうか。もし、そうだとすれば、意識につながるV1野を経由して生じる大脳皮質の神経活動と意識には到らないV1野を迂回して生じる神経活動の間には、どのような根本的ちがいがあるのだろうか。そもそも、盲視の存在から、「見える」という主観体験にV1野が必要であるという結論を導くことは正しい推論だろうか。「盲視の患者は、なぜ見えないのか」という問いは、「なぜ正しく答えられるか」よりはるかに難しい問題を含んでいる。それは、「なぜ見えないのか」という問いは、「なぜ見えるのか」という問題、すなわち「知覚意識はどうやって生まれるのか」という問題と表裏一体であるからだ。

話が先に進みすぎた。この問題については、さらに脳の中の多くのことについて述べてから、あとの章でふたたび議論することにしよう。

見えているのに無視する——半側空間無視

意識と行動の乖離のもう一つの例に話を進めよう。頭頂葉とくに右側の頭頂葉が傷ついた患者の中には、半側空間無視と呼ばれる不思議な症状が現れることがある。ローマ字のAという字を並べた四角形、小さなAでできた丸、小さなHでできたEの字、小さな点でできたHの字を見せ、何に見えるかを問うと、これらの患者は正しくそのように答える。

ためしに、小さなAでできた四角の右半分を見せれば、「小さなAでできた大きなカタカナのコの字」と答え、左半分を見せれば「小さなAでできた大きなカタカナのコの字の鏡像のような図形」と実に正しく答えることができる。

ところが、その患者に鉛筆を渡して、「それでは、そのAという字すべてに鉛筆で印をつけてください」という指示を与えたときの、作業終了後の結果が図2—8である。大きな四角や大きなEの右半分の構成単位（個々のAやHの字）にはちゃんと印をつけているのに、左半分のAやHの字はそのまま残している。「本当に、すべてに印をつけましたか」とたずねると「すべて鉛筆で消した」と答える。

すなわち、これらの患者は、ものは見えているのに物体の左側に行動を起こすことができないのである。これらの患者においても、ものが見えるという知覚意識と、見えているものに働きかけるという視覚誘導性行動の間にギャップが生じている。

このような患者の診断に用いられる最も簡便で、よく使われる方法は、40㎝くらいの一本の横線をひいた紙を患者の前におき、鉛筆を渡して、その線分を二分割する場所に印をつけよというものである。半側空間無視の患者は、線分の中点から大きくはずれた場所に印をつける。日常生活においては、右頭頂葉損傷患者のベッドの両脇に人が立つと右側に立っている人にのみ話しかけ、左側の人を無視する。食事をだすと、ごはんを茶碗の右半分だけ、煮物も器の右半分だけ、尾頭つきの魚も尻尾側（すなわち右側）の半分だけ食べて、左側を残す人もいる。

食事の話は重要なことを意味している。患者は自分の体に対して左側にあるもの（ごはん茶碗）を無視して、右側にあるもの（魚のお皿）にだけ箸をつけたのではない。体の左側にあるごはん茶碗の右側半分のごはんだけ、体の右側に置いてある皿の魚の右側半分だけを食べたのである。この患者の脳で損傷している部位が、Ｖ１野のように外界世界の視野地図をつくっていて、その左側世界の対応部分が壊れているのだとすると、この症状を説明することはできない。そうではなくて、この患者の脳損傷部位では、物体それぞれ（茶碗、魚）に左右があるような情報表現がなされていたのである。脳科学では、これを「物体中心座標による表現」と呼ぶ。

そのような患者の食事風景の写真をだすことはできないが、図２―８ｅを見ると、このようなことが実際に起こることがわかる。これまでの例では、大きな図形は一つずつ単独に示されてきたが、ここでは、小さな丸でできた大きな丸と、小さなバツでできた大きなバツを左右に並べて患者に提示した。そして、図形に含まれるすべての構成要素を消してほしいと依頼したところ、半側空間無視の患者は、大きな丸の右半分、大きなバツの右半分にある構成要素だけを消したのである。右側にある大きなバツの構成要素すべてが消さ

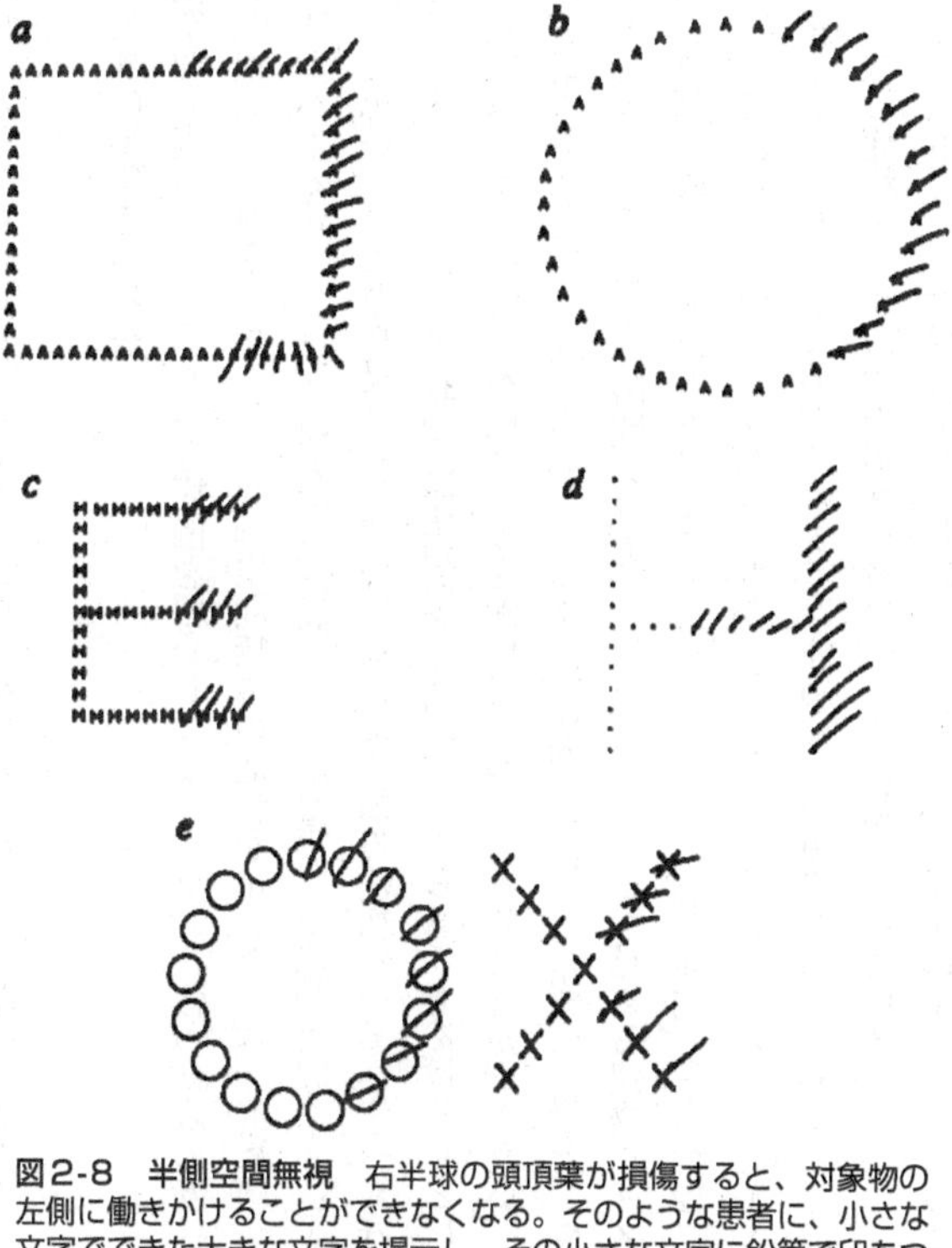

図2-8　半側空間無視　右半球の頭頂葉が損傷すると、対象物の左側に働きかけることができなくなる。そのような患者に、小さな文字でできた大きな文字を提示し、その小さな文字に鉛筆で印をつけるように依頼したときの作業の結果を示す。それぞれの図の右半分だけにチェックが施されており、左半分は無視されている

れ、左側の大きな丸の構成要素すべてが残されているわけではないのである。

心の世界の半側空間無視

半側空間無視のさらに驚くべき症例を紹介しよう。ミラノ在住の86歳の女性が1977年、右頭頂葉に脳梗塞を起こし、半側空間無視の症状を示した。ベッドに寝ているこの患者に、彼女がよく知るミラノの大聖堂に向かって広場の反対側（図2—9のA地点）に立っていると思い、そこから見えるはずの彼女のよく知る建物を一つひとつあげるように依頼する。すると、向かって右側の建物の名（図中の1から5）をあげることはできたが、左側の建物は一番近いところにある6を除いて一つもあげることができない。

次に、「では今度は、大聖堂を背にして広場に向いていると思ってほしい（図2—9のB地点）」と告げ、しばらくの時間を与え、「では、一つひとつ見える建物をリストしてください」と依頼すると、先ほど答えることのできなかった側の建物（7から12）をすらすらと答えるのである。しかも、今度は、さきほどは名をあげることのできた1〜5の建物は一つも答えることができない。このような症例はこの患者だけでなく、この症例報告論文には、同様の症状を示す77歳の男性患者についても報告されている。

これらの患者は、実世界で半側空間無視症状がでるのみならず、心の中の認知世界においても、左側空間に対してアクセスすることができないのだ。このことは、V1野など初期の視覚野において視野地図が存在し、外界の物体が位置関係を保存する形で処理されているように、もっと高度な認知的な世界表現においても、地図のようなものがあるということを意味している。しかも、右頭頂葉が壊れると心の中の左世界を無視するということ

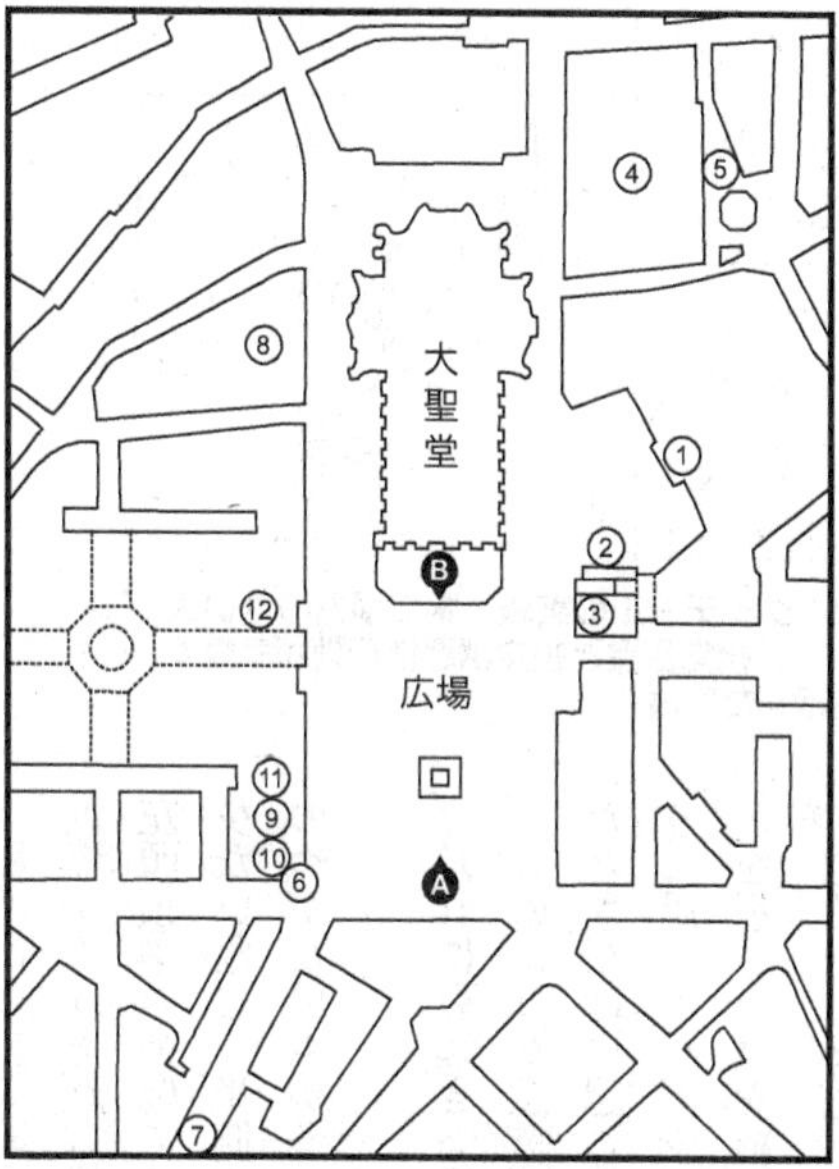

図2-9　心の世界での半側空間無視　右頭頂葉皮質が損傷したミラノ市の老婦人は、大聖堂を背にして立っていると思うか（B）、広場の反対側から大聖堂に向かって立っていると思うか（A）によって、ベッドの上で思いだすことのできる建物がちがっていた。この患者は、心の中においても、左側世界を無視してしまい、認知地図にアクセスできなくなった

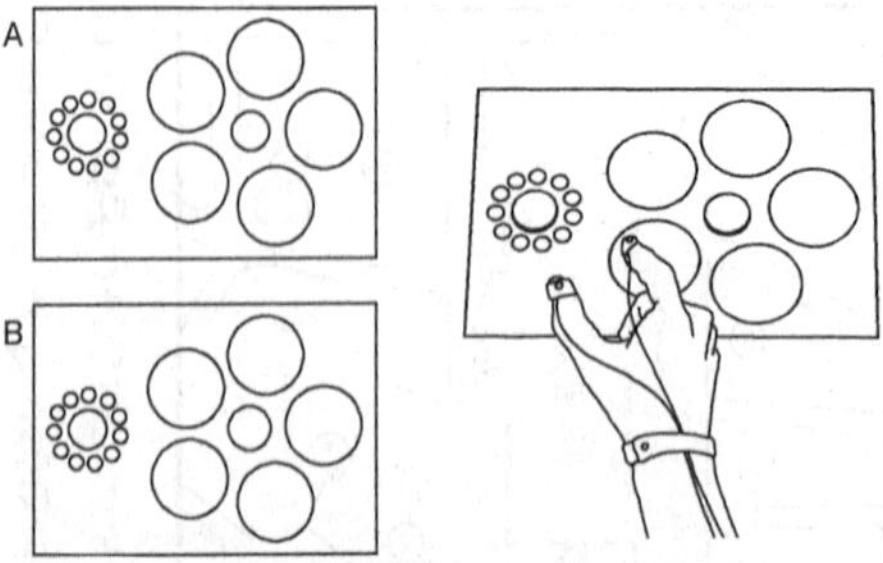

図2-10　グッデールの実験　脳に損傷のない人においても、視覚意識と視覚誘導性行動が乖離することを示した実験

から、この認知地図においても左右の脳が反対側の世界をそれぞれ、担当している可能性もある。ただ、左頭頂葉の損傷では、右世界の無視が起きることが少ないなど、半側空間無視の発生メカニズムは説明のつかない点が多い。

だれにも起きる意識と行動の乖離

このような意識と行動の乖離は、脳の一部が壊れたときだけに起こる、とてつもなく特殊なことのように思えるが、脳に損傷のない健常者でも起きることを示す実験を紹介しよう。カナダの神経内科医グッデール（Melvyn A. Goodale）の実験である。ここでも、錯視が利用されている。

図2―10Aに示す、小さな円に囲まれた中くらいの円と、大きな円に囲まれた中くらいの円を見てみよう。小さな円に囲まれた中くらいの円（左側）の

ほうが、大きな円に囲まれた中くらいの円（右側）よりもわずかに大きく見える。しかし、実は、この二つの中くらいの円はまったく同じ大きさで描かれている。疑う人は、定規をあてて確認してほしい。「物理的には同じ大きさの円が知覚的には異なった大きさに見える」この錯視は、エビングハウス錯視またはティッチェナーの円錯視と呼ばれる。

このような図をコンピュータ画面につくり、大きな円に囲まれた中くらいの円の大きさを自由に変えることができるようにする。そして、被験者に、「右側の中くらいの円が、左側の中くらいの円と、まったく同じ大きさに見えるように、大きさを変えてください」と依頼する。そうやってつくってもらった図形の一例が図2―10Bである。錯視量は人によって多少異なるので、読者一人ひとりにとって、左右の中くらいの円が完全には同一には見えないかもしれないが、それでも図2―10Aよりは、似た大きさに見えるであろう。しかし、この図では、右側の中くらいの円は、左側の中くらいの円より、大きく描かれている。すなわち、左右の中くらいの円は、「物理的には大きさは異なるが知覚的には同じ大きさに見える」という図になっている。

さて、ここで、手近にあるもの何でもよいから、二、三個選んで、つまみあげてほしい。その際、大きさのちがうもの、たとえば、鉛筆、百円玉、携帯電話、コップなどをつかんでみる。すると、大きいものをつまむときには、親指と人差し指を大きく広げ、細いもの、小さいものをつまむときには、指を小さく広げていることがわかる。

このとき、どのくらい指を広げたらよいかを意識的に考えながら、指の開きを対象物の大きさに合わせたりはしていない。ちらっと目標物を見たあとは、さっと腕をのばし、指を広げ、ものをつかみもち上げている。ものに触れる直前に、指を対象物よりやや大きめに広げるこの動作のことをプレシェーピング（手の構え、preshaping）と呼ぶ。頭頂葉が損傷した患者ができないことの一つがこのプレシェーピングである。

図2―10A、Bの実験でつくった二セットの円（物理的に同じ大きさだが違った大きさに見えるセットと、物理的にちがう大きさだが同じ大きさに見えるセット）をタイルでつくり、それをつまみあげてみる。その際、親指と人差し指の先端には、指の位置を測定するための光を発する電子部品（LED）をつけておき、ビデオで撮影して、あとで解析できるようにしておく。こうして、図2―10Aに示したようなタイルをつまんでみると、左側の中くらいの円のほうが右側のものより大きく見えると言っているにもかかわらず、プレシェーピングの大きさは同じなのである。一方、図2―10Bに示したタイルは、まったく同じ大きさに見えるように本人が調節して作成したにもかかわらず、右側の中くらいの円をつまむときには、左側のものをつまむときより、親指と人差し指の間を大きく広げてつまむのである。

意識の上では異なる大きさに見えているのに、物理的に同じ大きさのものをつまむときにはちゃんと同じだけ指を開き、意識の上では同じ大きさに見えているのに、実際にはちがう大きさのものをつまむときには、つまむ対象に合わせて指を開く。すなわち、ここでは、脳に損傷がない者においても意識と行動が乖離している。錯視図形によって、頭（意識）はだまされても、手（行動）はだまされなかったのだ。

この章のまとめ——意識も科学のまな板に

脳が世界を見ているのであれば、脳に損傷が起これば、ものが見えなくなるなどの影響が起こるはずだという予想で、大脳皮質視覚野における損傷例をいくつか見てみた。壊れた脳の場所によって現れてくる症状はさまざまであり、単に「何も見えなくなる」というものではなかった。これらの症例の存在は、脳がその場所によって異なった機能を果たしていることを示している。脳がどのような機能を果たしているのかというくわしい考察は第3章以後にまわそう。

この章では、見ることにおいて、「ものが見えるという主観体験が生じる」ことと、「見ることに依存して行動を起こす」ことが独立に起こりうるということを知ったことが重要である。これは、私たちの常識的感覚からは信じがたい話である。私たちは、ものを見て何であるかを意識的に感じ、それにもとづいて、視覚対象に働きかけていると思っているが、脳の一部が損傷したり、または健常者でも特定の条件下では、見えることと見たものに働きかけることは別々に起きうるできごとなのである。

脳科学は、知覚、認識、記憶、運動制御、意思決定、感情、注意、摂食、睡眠、性行動、言語など人の営みのさまざまな側面における脳の役割を明らかにしつつある。この章で紹介したような臨床症例の研究は、ほかの精神機能や行動と同様に、意識（知覚意識）もまた科学のまな板に乗る対象となるための、大きな貢献を果たしている。

第3章

――見るための脳の仕事

見るためには脳が必要であり、脳が壊れるとその損傷部位にしたがってふしぎな症状がでることを、第1章、第2章で見てきた。明らかに、脳は「ものを見る」ために重要な役割を果たしている。では、その脳の役割の中身はいったい何であろうか。この章では、脳がものを見る際に行っている仕事の内容について考えてみよう。

浜辺の足あと

あるテレビ番組の中に、視聴者が日常生活で経験したり見いだしたりした変わったできごとを紹介するコーナーがあった。

ある家族が夏休みに海に行き、その記念に、砂浜につけた家族三人の足あとの写真を撮って帰ってきたが、できあがってきた写真を見て驚いた（図3―1）。足あとがでっぱっている！　それどころか、ずっと見ていると、でっぱっていたものがときにはひっこんで見えたりする。

「一体これはどうしてなんでしょう」

これが、番組制作スタッフから私にかかってきた電話の用件であった。この現象は、月のクレーターの望遠鏡写真が、時にくぼみに見えず、盛り土のようにでっぱって見えることから「月のクレーター錯視」と呼ばれる。この錯視現象は、私たちがものを見ていると

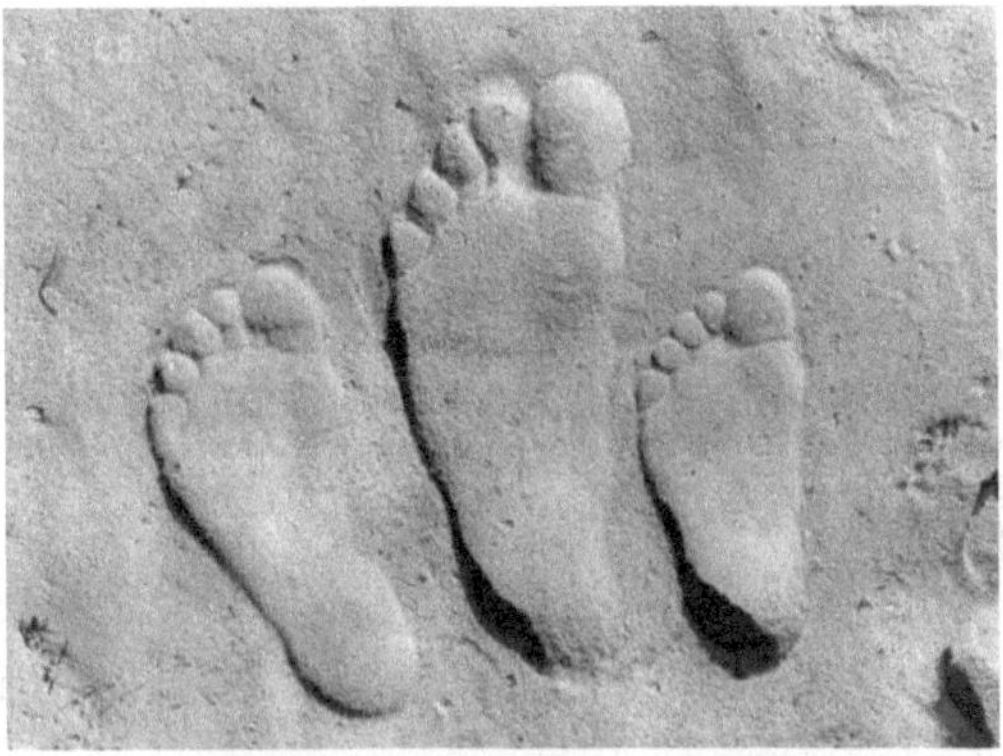

図3-1　不思議な家族写真　浜辺で撮った足あとの写真がでっぱって見える。この現象は、脳が二次元画像から三次元構造を「推定」する際に直面している問題の本質を示している

きに脳が何をしているかについて大事なことを教えてくれる。

ヘルムホルツの無意識的推論

網膜は眼球の奥側内面を裏打ちしているうすっぺらな神経組織である。そのうすい組織の一番奥の一平面をしきつめるように、視細胞が並んでいる。網膜の一つひとつの視細胞は、眼球光学系をはさんでちょうど反対側の、視野内にある一小領域からやってくる光を受け止める。個々の細胞は、その光の波長（色に関する情報）と強度（明るさに関する情報）を時々刻々感知するが、自分が受けている光がどのくらい離れた距離からやってきたかを情報としてとらえていない。たて、よこ、奥行きのある世界は、こうして、奥行きを明示的に与える情報を失った二次元画像情報として網膜でとらえられ、脳に送られる。

物理世界は空間的に三次元（つまり立体的）であり、また知覚する世界も三次元でありながら、間に介在する網膜情報は二次元（平面）なのだ。つまり、ものを見ることにおける脳の本質的な仕事の一つは、二次元網膜情報から、その網膜像を投影した物体の三次元構造を「推定」し、「復元」することである。

この推定を私たちは意識して行っているわけではない。目を開けば何の努力もなく、かつ内省的には瞬間的に、世界が三次元的に知覚される。脳の神経回路に組み込まれたつくりとしくみが、自動的・無意識的に世界の再構成を行っている。このことを最初に喝破したのは、19世紀の生理学者・物理学者・数学者であったヘルムホルツ（Hermann Ludwig Ferdinand von Helmholtz：1821～1894年）であり、彼は「知覚は無意識的推論（Unbewusste Schluss〔独〕、Unconscious inference〔英〕）過程に依存している」と提唱した。

答えが一つではない問題

ヘルムホルツが「無意識的推論過程」と呼ぶプロセスには、脳のどのような情報処理が

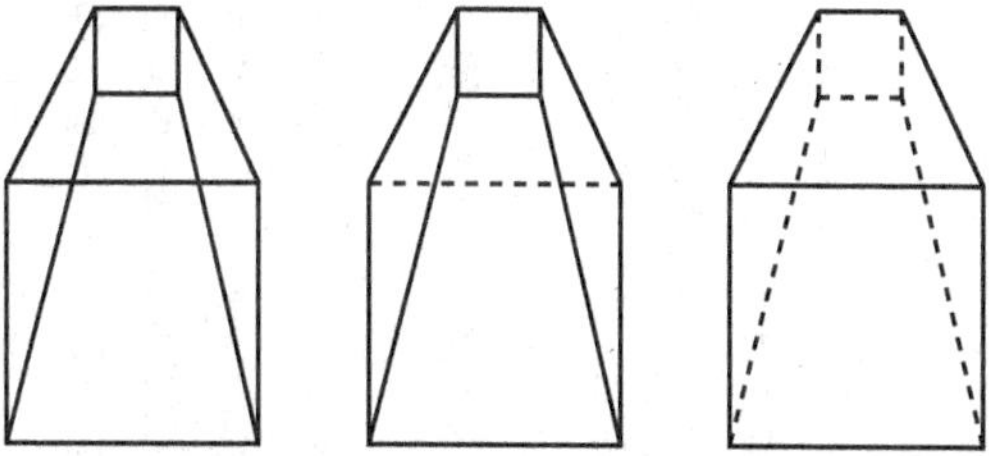

図3-2　ピラミッドか廊下か　左端の図形には、右の二つの見え方がある。複数の見え方がありうるのは、二次元図形を三次元物体として理解しようとするからである

含まれているのだろうか。

図3―2左の図形を見てほしい。あるときには、頂点が切り取られた四角錐（メキシコ、テオティワカンのピラミッドの形）のように（図3―2中）、あるときには、直方体（廊下）を端から眺めたように見える（図3―2右）。二つの見え方が存在する理由は、浜辺の足あと写真のときと同じく、紙という二次元平面に描かれた図形を二次元のものとしてとらえずに、奥行きのある三次元の物体として理解しようとしていることにある。

中学生、高校生のころに、連立一次方程式というものを習った。二個の未知数の関係を示す一次方程式が二つ与えられ、その未知数を一組の数として求める。ところが、未知数が三つあるのに方程式が二つしかないと、その方程式を満たす数の組はたくさん存在し、一組の数として求めることはできない。同じように、紙の上に描かれた二次元図形を見て、描かれた物体がどのような三次元構造をしているかを推定しようとすると、答えを一つに決めることはできないのだ。

このような状況は、図3―1のような写真や図3―2のような特殊な図形を見たときだけに脳が出会うのではない。すでに述べたように、網膜において、三次元世界に関する情報は必ず奥行き情報を失った二次元情報になってしまうからである。紙に描かれた図、プリントされた写真を見るときだけでなく、この世界を見ているときはいつだって、三次元物体の構造を脳が決めるためには、情報が足りないのである。

脳はヒントを知っている

ところが、図3―2の図形が「ピラミッド」と「廊下」の二つの見え方の間を行き来したように、ふだん見る世界が複数の見え方の間を行き来したりはしない。脳は、二次元網膜像から推定される三次元構造の複数の可能性の中から一つを選びだし、安定した知覚を得ている。それが可能なのは、二つの方程式しかないときにヒントを使って三つの未知数を決めるように、脳もヒントを用いているからである。

たとえば、二つしか方程式がなくとも、「三つの未知数は、正の整数すなわち自然数である」というヒントが与えられると、方程式の解を求めることができる場合がある。未知数が自然数であるという前提条件をもったことで、未知数のとりうる値の範囲が限定

（「拘束」）され、答えを一義的に求めることが可能となるのだ。

では、脳が、網膜像から三次元構造を決定する際に用いているヒントとはいったい何であろうか。それはひと言でいえば「世界の構造に関するルール」である。私たちのまわりにある物理世界は一定の法則で成り立っている。これらの法則を、脳は、二次元網膜像から三次元構造を復元する情報処理過程に前提条件として組み込んでいる。これにより、脳は、情報としてあいまいさを含んでいる網膜画像情報をもとに、その網膜画像を与える三次元構造を一つ選びだすことができる。

そのままでは答えを一つに決められない問題は「不良設定計算問題」と呼ばれ、そんな問題の解決に役立つヒントを、「計算の拘束条件」と呼ぶ。私たちの脳は、長い進化の過程および個体の生後の発達過程で、それらの拘束条件を組み込んだ情報処理機構を獲得し、本来、不良設定であるはずの問題を解いてこの世界を見ているのである。

それでは、脳が網膜画像情報を読み解くのに使っている拘束条件「世界の構造に関するルール」とは具体的には何なのかを、代表的な例をあげながら説明していこう。

日は頭の上に

ふだん私たちが使っているガラスの鏡の歴史は意外に新しく、近代になって使われ始め

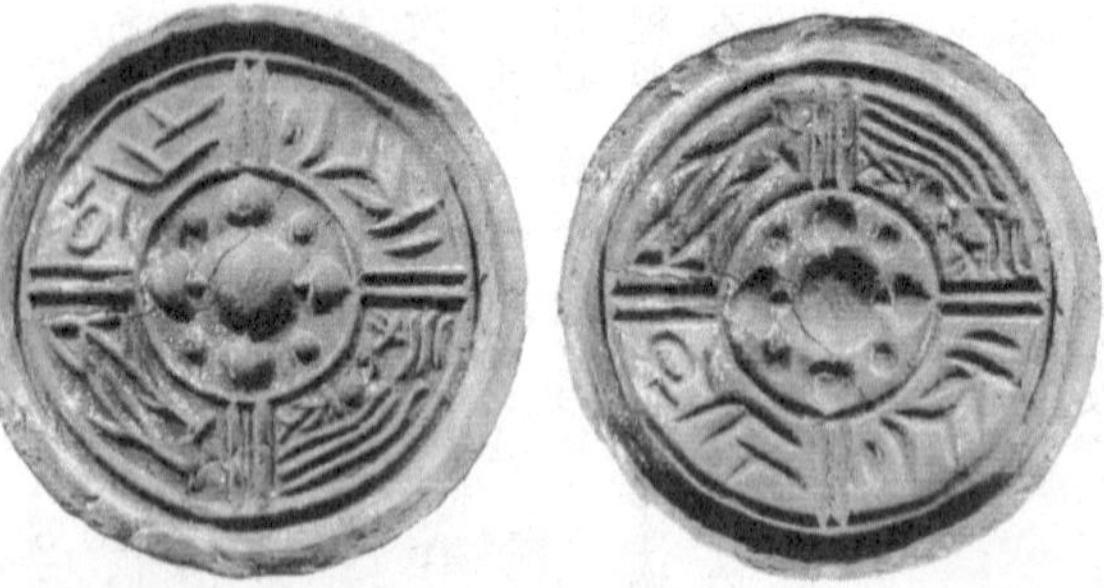

図3-3　銅の鏡　銅鏡の裏面の細工を撮影した写真。左側は模様がでっぱって見えるが右側はひっこんで見える。右側の写真は、左側の写真を上下反転したに過ぎない

た。それ以前は、青銅などの金属の板（多くの場合、円盤）を磨いたものが鏡として使われていた。その鏡の裏面にはさまざまな装飾紋様が施されている（図3―3）。つまみや紋様は、円盤からのでっぱりとして鋳造されている。これを写真に撮って上下さかさまにすると、でっぱっているはずの紋様がくぼみになって見える。上下に反転することで凹凸の知覚が逆転するのである。

左側の紋様を部分別に観察してみると、それぞれ、上方が明るく下方が暗い。私たちの脳はこの光強度の分布から、「この構造はでっぱりである」という復元を行う。ところが、写真を上下反転すると、明るさの局所分布は、上が暗く下が明るいというように反転する。脳はこのときには、「ここはひっこんでいる」と感じるのである。それはなぜか。

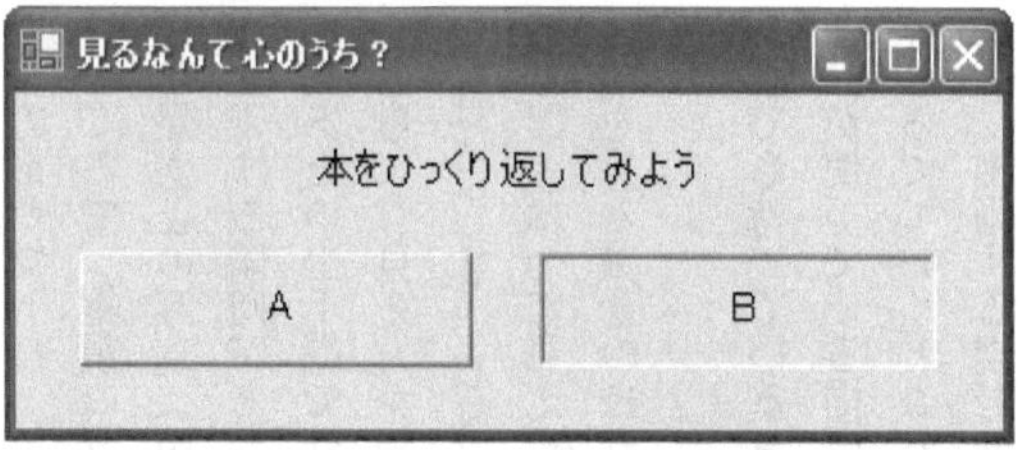

図3-4　コンピュータボタン　明るい輪郭と暗い輪郭を上につけるか下につけるかで、長方形がでっぱっているか、ひっこんでいるかが明白に異なって見える。本をひっくり返してみると、その見え方が逆転する

太陽は頭上から照り、足元から照ることはない。室内の照明も、ロックコンサートのステージなどの例を除いて、日常生活のほとんどにおいていつも頭上にある。光が上から照ると、でっぱりの上部分は明るく下部分は暗くなる。一方、くぼみでは、上側が暗く下側は明るいという光の分布を示す。まわりに誰かいるならば、その人のくちびるを見てみよう。上くちびるは下くちびるより暗く見えるはずだ。

したがって、脳が網膜情報を読み解く際の計算過程に、「光源は上にある」という前提をおけば、光の分布から凹凸は一義的に決まる。銅鏡の写真は、私たちの脳がそのような拘束条件にそって面の凹凸を復元していることを示している。

人の知覚がもつこの特性はさまざまなところで利用されている。たとえば、コンピュータ画面で使われているコマンドボタンの図はその例の一つである（図3

―4）。ボタンを囲む輪郭部分の左上が明るいか、右下が明るいかを変えるだけで、単純な長方形がでっぱっているボタンに見えたり、ひっこんだ窓に見えたりする。

ところで、銅鏡の写真はでっぱるかひっこむかのどちらかに安定しているのに対し、浜辺の足あとの写真（図3―1）はでっぱるかひっこむかが不安定で、二つの見え方の間を行き来する傾向がある。それは、この写真が、日の傾きかけた夕暮れに撮られており、影が足あとの上下端ではなく横についていることが一因である。

さらに、見え方を聞いてみると、銅鏡の写真はほぼ100％の人が同じ見方（図3―3の左はでっぱり、右はひっこむ）をしているが、この足あとの写真は上下をどちらにしてみてもでっぱって見える人が多いようである。これは私たちが、足あとを見る機会よりも足自体を見る機会のほうが圧倒的に多いことを反映しているのだろう。

誰でも持っている盲点

脳が使っている拘束条件の次の例に話を進めよう。網膜の出力を脳に送る視神経が、眼球からでていくところは視神経乳頭《にゅうとう》と呼ばれ、そこには視細胞がない。したがって、この場所に相当する視野部位からは視覚情報が入ってこないので、視野の中には物が見えない小領域（盲点）が存在する。第2章で紹介した盲斑の小さいものは誰もがもっているので

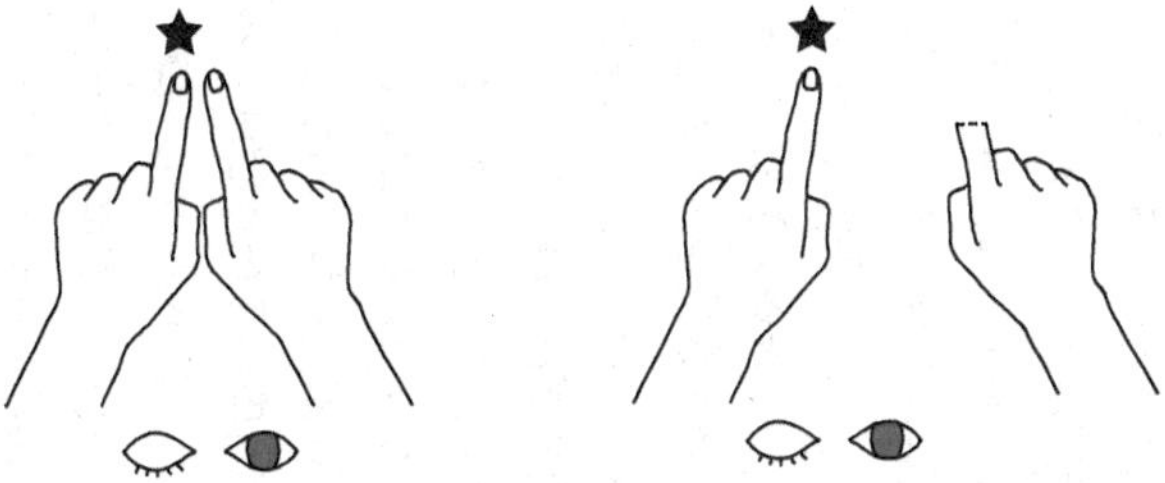

図3-5　誰もがもつ盲点　左目を閉じて右目で左人差し指(星印)を見つめ続けながら、右手を徐々に右に離していくと、あるところで突然、右手の人差し指が見えなくなる。そこがあなたの盲点である

ある。ただし、目が二つあるおかげで、それぞれの目の盲点は、もう片方の目によって埋め合わされている。日常、私たちは盲点の存在に気づかないが、その存在を確かめることは簡単にできる。

まず、腕をまっすぐのばし、両手のげんこつを体の前につきだして、両手の人差し指をそろえて立てる。次に左目をつぶって、右目で左手の人差し指のつめを見つめる（図3―5）。目の位置をそのままに固定しながら、右手の人差し指をゆっくりと右のほうへずらしていく。このとき、右手の人差し指を目で追わないようにする（これが結構難しい）。必ず左手の人差し指の先端を凝視した状態で、10〜15㎝右手を動かすと、突然、右手の人差し指の先端が見えなくなる。そこが、あなたの右目の盲点である。さらに、右手をずらしていくと、ふたたび、人差し指が現れる。人差し指のかわりに、綿棒を使ったり、白い壁やコンピュータスクリーンを背景にして試すとよりはっきりとわかるだろう。左目の盲点も、つぶる目と動かす手を反対側にすることで、探し当てることができる。

驚くべきことに、そこからの光は脳に届いていないはずなのに盲点は決して暗黒ではなく、まわりと同じ色、明るさをもっている。空に向いていれば空色で充填されており、壁に向いていれば、壁と同じ色で充填される。

この盲点の充填という知覚現象は、視神経乳頭以外の視野部位においても起こる。たとえば、何か細かい模様をしきつめた大きな図の中に小さな白い四角を描いておく。その白い四角から離れた模様部分を片目でじっと見ていると、5、6秒で、視野の隅にある白い四角が見えなくなり、まわりの模様が空白部分に侵入してくる。

視神経乳頭部のみならず視野のどこにおいても充填が起き、さらに正常な網膜においても充填が起きるということは、この現象が、脳の情報処理のふだんのあり方を反映していることを意味する。

それは何かといえば、脳が、「面というものはそもそも一様であることが多いので、ごく局所的に見ると大きな変化があるような面であっても、一様な面として表現する」という拘束条件のもとで世界を見ているということである。この拘束条件が、視覚経路のどこかに組み込まれており、視神経乳頭や視覚刺激の存在しない領域などの空白部分をなめらかに補完する結果、これらの部位における視覚情報の欠損を知覚できなくなるのである。

手前の物体と奥の物体

拘束条件の三つ目の例に進もう。物体一つの中の一つの面を取れば確かになめらかであるが、個々の物体は複数の面からなっており、その境界では面の特徴はなめらかには変化しない。また、一つの物体が別の物体の手前にあるような場合、二つの物体の境界では、面の変化は連続的ではない。脳が「画像をなめらかにする」という作業だけを計算過程の中に組み込んでいれば、世界はメリハリのない一つの面として知覚されてしまうだろう。そういうことが起きないのは、脳が別の拘束条件を取り入れており、個々の物体を互いに分離しているからである。そのような拘束条件の一つは、「手前にある物体の輪郭は見えるが、奥にある物体の輪郭は見えない」というものである。

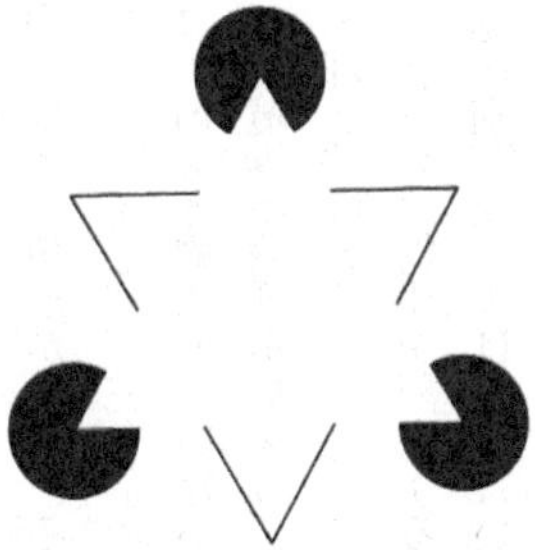

図3-6　カニッツァの三角形　図形の中央に周りより明るい三角形が知覚される。この三角形とその周辺の間には物理的には存在しない輪郭があるように感じられる

図3―6はカニッツァ（Gaetano Kanizsa：1913～1993年）の考えた有名な図形で

ある。円盤を6分の5にカットした図形三つと線分でできた角三つを配置したものである。中央部に三角形があり、それが三つの黒い円盤と大きな白い三角形を遮蔽しているように見える。そして、三角形の内側が外側より明るく見える。この知覚される三角形の部分には、何も印刷されていないにもかかわらず、三角形の内側が明るく外側は暗く知覚され、その境界に輪郭が見える。このように、物理的には存在しないが知覚される輪郭は主観的輪郭と呼ばれる。

私たちは物体を認識するとき、視野の中で、その物体に属する領域と背景に属する領域を区別しなくてはならない。二つの物体があるときには、視野の中のどの領域がどちらの物体に属するのかを区別している。このとき、二つの物体の境界部分の輪郭がどちらの物体に属するのかを決定しなくてはいけないし、また、一つの物体と判断された画像領域の中に情報が欠損しているような場合には、その情報を補わなくてはいけない。この際に、「手前にある物体には輪郭が存在し、奥にある物体の輪郭は遮蔽されて見えない」という奥行き関係の物理的法則にしたがっているのである。カニッツァの三角形における主観的輪郭の知覚は、脳が、物体とその背景とを分離する過程に起因した錯覚なのである。

ものの見え方の視点不変性

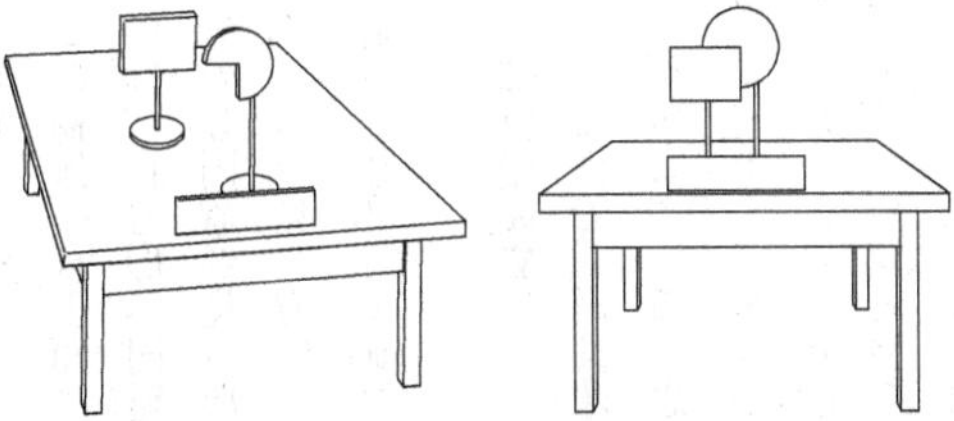

図3-7　円盤と長方形か、4分の3円盤と切り抜いた長方形か　右図のような網膜像が得られたとき、目の前にある物体はどんな構造をしているだろうか。長方形が円盤の前にあるように見えるが、実は、左図のように4分の3円盤が長方形の前にあるかもしれない。問題は、なぜ私たちの脳が、長方形の後ろに円盤があるという解釈を好むのかである

拘束条件の最後の例を考えてみよう。図3―7右に示すテーブルの上に乗っている物体はどのように見えるだろうか。多くの人は、円盤の手前に横長の長方形が配置されていると見るだろう。しかし、可能性としては、左の図が示すように、長方形が奥にあり手前にあるのは4分の3円盤ということもありうるのである。しかし、そうは思っても、右側の図を見て、4分の3円盤が手前にあるというようにはなかなか感じられない。

それは、脳が、「ものの見え方は、少々視点位置を変えても変わらない」という前提（拘束条件）のもとに世界を見ているからだ。長方形が円盤の手前にあるような配置の場合、視点が少々、上下左右どちらにずれようとも、網膜に映る像は図3―7右の図とほとんど変わらない。

ところが、4分の3円盤が長方形の手前にあるよ

うな構造の場合、目の位置を変えると、手前の4分の3円盤と奥の長方形の間には隙間ができてしまう。図3—7左のような物体が図3—7右のような網膜像を生じるのは、目がこの物体の真正面にあるときだけである。つまり、図3—7右のような網膜像を得たときには、長方形が円盤の前にあるという解釈は正しいものである可能性が高いのに対し、4分の3円盤が長方形の手前にあるという解釈が正解である可能性は著しく低い。「ものの見え方は、少々視点位置を変えても変わらない」という拘束条件は、脳が世界を正しく解釈する確率を高くすることに役立っているといえる。

知覚の成立

ここまで、網膜像から見ているものの立体構造を再構成する過程で、脳に組み込まれ脳が利用していると思われる四つの計算拘束条件を述べてきた。これは、脳が利用していると考えられるたくさんの計算拘束条件のうちのほんの四つを示したにすぎない。

脳がどのような計算拘束条件を情報処理過程に反映させ、網膜像から世界を復元しているかは、視覚科学やコンピュータビジョン研究において重要なテーマである。ノイズやあいまいさに負けずに柔軟に賢くふるまうヒトの知覚・認識機能を人工システムで実現するためには、この解明が大きな鍵である。

ここで注意したいのは、理解しやすくするために、「太陽が上にある」「物体はなめらかである」「奥の物体の輪郭は見えない」「視点を変えてものの見え方は変わらない」ことを脳が知っていると擬人的に表現してきたが、これはわれわれが世界を見るとき、いちいちそのようなことを考えながら見ているという意味ではない。このようなことを知っているように実効的にふるまう神経回路が、脳の中に組み込まれているという意味である。

このような計算拘束条件は、生後の発達の過程で脳に備わったものと、進化の過程で備わり、生まれたときにはすでに組み込まれているものの両方があるだろう。ヒトと共通の仕組みをもつ動物とそうでない動物がいると思われる。

たとえば、コップに水を入れてその中に棒を入れると、棒は曲がって見える。光が空気中から空気以外の媒体に入るときに起こる屈折を補正する機構が私たちの脳にはないことを物語っている。一方、水上から水中のえさを正確に射止めることのできる水鳥（たとえばサギの仲間）には光の屈折を補正する脳内メカニズムがあり、また、水中から水上の昆虫などを口からの水鉄砲で捕らえるテッポウウオには逆の補正メカニズムがある。異なった自然淘汰圧にさらされて進化してきた動物は、同じ物理現象を異なった形で脳の中に「拘束条件」として組み込んでいる。

さて、こうして、網膜像の中のさまざまな視覚特徴が抽出され、背景から物体が切りだ

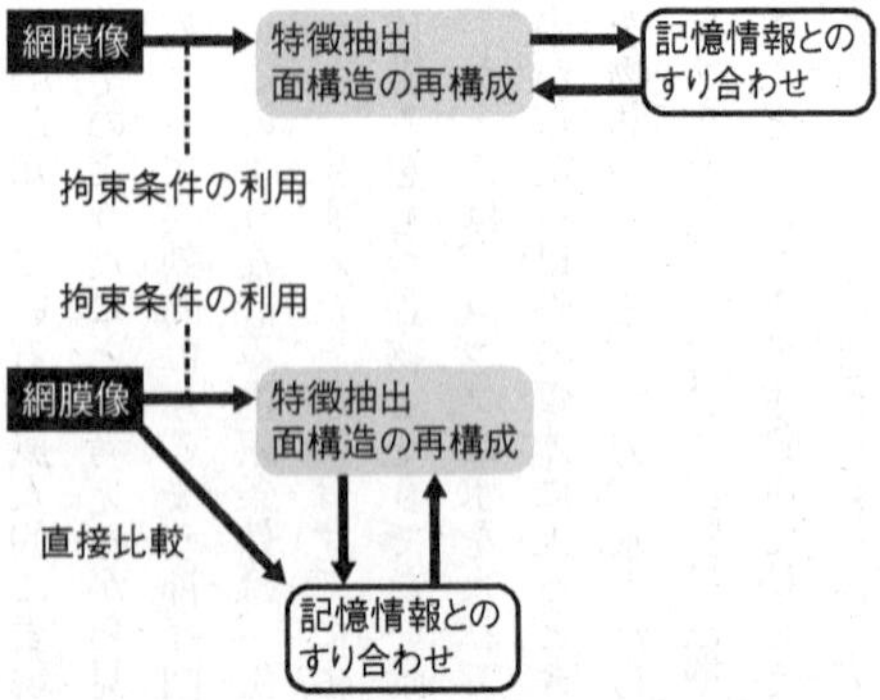

図3-8　知覚と認識の過程に関する二つのスキーム
特徴の抽出と面の再構成という知覚の過程が終わってから、記憶とのすり合わせという認識の過程が進むという考え方（上）と、その両者は必ずしも直列的に行われるのではないという考え方（下）を示す

され、面の位置や傾きなどが計算され、見ているものの三次元構造が復元される。ここまでの過程を「知覚」と定義する。図2—5で紹介した視覚失認の患者は、ここまでの脳内過程には何ら問題はないのである。

記憶とのすり合わせ——認識

そうやって、眼前に、どのような面の構造、物体の配置があるかを復元するが、内省的には、知覚が成立すると同時に見ているものが何であるかがわかる。これが「視覚認識」である。再構成した視覚像を、私たちの脳の中にある記憶情報とすり合わせて、何を見ているかを決めているのだ（図3—8上）。

このすり合わせ過程がとても難しいことは容易に想像がつく。なぜならば、私たちが見る世界は、対象物の変化、照明の変化、私たちと対象物の位置関係の変化、経年変化そのほかたくさんの理由で、常に変化しているからである。生まれてから死ぬまでの間に、まったく同じ網膜像を二度経験することはありえない。にもかかわらず、一度しか会っていない人に数ヶ月後、数年後に会ったときに、誰であるかがわかる。

記憶情報として何をどのように脳の中に残し、それとすり合わせをするために今見ている物体の網膜像から、どのような視覚情報を抽出しているのか。その詳細はわかっていないことが多いのである。

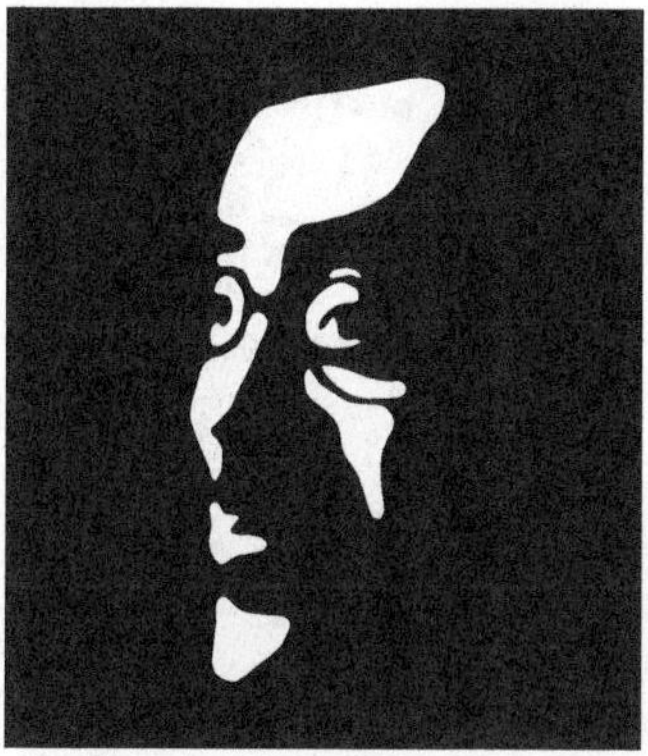

図3-9　横を向く男性のムーニー図形　白黒2階調でつくったこのような絵は心理学ではムーニー図形と呼ばれる。右を向く男性の顔があることがわかるが、このことは、知覚と認識の関係について重要な問題を提起している。詳細は本文を参照

すり合わせのもう一つのルート

ここまでの説明では、網膜情報から見ているものの面構造の再構築がなされ、まず知覚が成立し、その後に、記憶情報とのすり合わせがなされるという直列の情報処理過程を想定した。

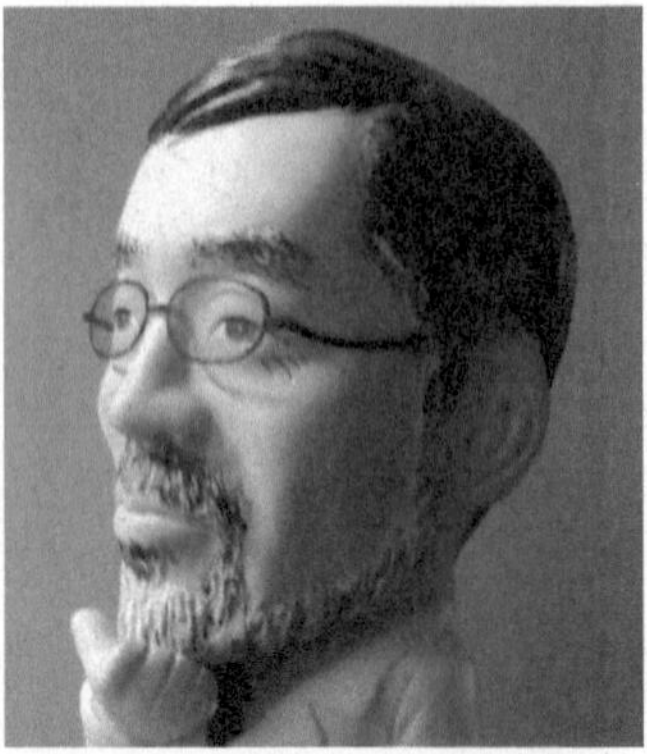

図3-10　ムーニー図形の元写真
図3-9に示したムーニー図形の元写真は、私をモデルにした人形の横顔である

視覚失認のさまざまなタイプを含め多くの現象はこの考え方で問題なく説明できるが、これでは説明できないこともある。

図3―9には、横を向いている男性の顔が描かれている。わかるだろうか。何が描かれているかわかるまで、ちょっと時間のかかる人もいるだろうが、まずほとんどの人がこの横顔を認識できるはずである。わからない人は図3―10を見てほしい。

図3―9で示したものは、輪郭を境に白と黒に塗り分けられた図形である。このような図形はムーニー図形と呼ばれる。この図に何が描かれているかがわかったということは、大きな謎を私たちに投げかけている。

この図に含まれている輪郭線には、三つの種類がある。第一は、物体の輪郭である。たとえば、おでこ、くちびる、あごの輪郭である。あとの二つは、影の輪郭である。影の輪郭の中には、物体にへばりついた影がある。たとえば、鼻の側面やおでこの右側半分を占める影である。これらとは別に、物体から投影された影の輪郭がある。鼻から頬の上に投影された輪郭はその例である。

この図を見て何の絵であるかがわかるということは、脳がこの三つの輪郭を区別していることを意味する。しかし、この絵が何であるかを脳が理解しようとするとき、最初から輪郭の種類がわかっているわけではない。この物体が人の横顔であることを知るためには三種類の輪郭が区別されねばならず、三種類の輪郭を区別するにはこの物体が何であるかがわかっていないといけない。「にわとりが先か、卵が先か」に似たジレンマがここには存在する。

このジレンマは、図3―8上で提案したスキームに固執する限り解決することはできない。面構造が確定してから記憶情報とすり合わせを行うというルートのほかに、網膜情報にあまり修飾・変換を施していない段階での情報と、記憶情報との間のやりとりをするようなルートがあると考えなくてはいけないことを示している（図3―8下）。

クオリア

ここまで、脳がものを見ているときにどのような情報処理をしなくてはならないかという観点で考察してきた。そこでは、何のために脳が情報処理をしなくてはならないかが明らかであった。しかし、情報処理の内容との関係がいっこうに明らかではない視覚系の機能が残っている。それは、「見える」という主観経験をつくりだすことである。

真っ赤に熟れたトマトを見たときに感じる「赤さ」、10月のさわやかな秋空の「青さ」、海辺で見る水面の「まぶしい」かがやき、モンローウォークの女性の「しなやかな」動き、わが子に乳を含ませる母親の「やさしい」瞳。これらの無数の知覚体験の際に、誰もが感じ、誰もが知っている、心にのぼってくるあの「感じ」・「質感」は、哲学や認知科学では、「クオリア」と呼ばれる。誰もがクオリアを感じることができ、そのようなものがあることに異論はないが、自分が感じているものを他人に見せること、他人がどう感じているかをうかがい知ることはできない。

同じトマトを見て、ある人が赤いといい、別の人もまた赤いといったところで、同じ質感を感じているかどうかはわからない。24色の色鉛筆のケースをもってきて、どの色に見えたかをお互いにたずね、同じ色鉛筆を選んだとしても、その二人が知覚意識のうえで感じている「赤らしさ」が同じものである保証にはまったくならない。トマトと赤鉛筆は同じ色だと二人がいい、同じものを私が赤と呼び、あなたも赤と呼んでいても、私が感じている「赤らしさ」は、あなたが感じている「青らしさ」かもしれない。血の色、トマトの色、信号機の右端、どんなに例をあげてそれが一致しようとも何の助けにもならない。クオリアの内容をお互いに知ることは不可能なのだ。

第5章、第6章で示すが、ものの動きや奥行きを知覚することに直接関与していると思われるニューロンが、サルの脳の中で同定されつつある。そのことは脳と心の関係を追究するうえでの非常に大きな進展である。しかし、なぜ、脳のある領域のニューロン活動は「動き」の知覚を生みだし、別領域のニューロン活動は「奥行き」の知覚を生みだすのかの説明はなされていない。

「赤らしさ」の知覚を担うニューロン活動と「青らしさ」の知覚を担うニューロン活動は、物理化学現象としていったい何がちがうのか。物理化学現象から主観的な知覚体験の内容が決定される過程について、科学の言葉による筋の通った説明はない。答えどころか満足な仮説すらない。脳と心の関係の探求において、この問題が定冠詞つきの“*the* hard problem”（「困難な問題」）と呼ばれるゆえんである。

この章のまとめ——脳機能を問う三つのレベル

この章では、ものを見る際に脳がしなくてはならない仕事をおおづかみに考えてきたが、そのめざしたことは、視覚を実現するために脳が行っている情報処理の目的が何であるかを明らかにすることにある。

計算論的神経科学の祖の一人であるマー（David Marr：1945〜1980年）は、彼の遺稿をもとに出版された著書“Vision”（1982）の中で、脳のような複雑な情報処理システムを理解したいと思うならば、次の三つの異なったレベルで問いを発しなくてはならないと提唱した。

第一のレベルは、計算理論のレベルと呼ばれ、ここではそのシステムが行う計算の目的は何か、その目的のためにはどんな情報が必要かを問うことである。この章で考えたことはこのレベルの問題である。ここにおいては、その計算がどのようになされるかを問う必要はない。

第二のレベルでは、そのような計算目的を果たすために、どのような計算方法があるかを問う。脳は、次章以降で見るように、全体で一つの仕事にとりかかるような大きなシステム一つからなるのではなく、いくつもの小さなシステムが情報をやりとりしている。入力としてもらった情報に何らかの変換をほどこし、次のシステムへ出力する。入力をどう出力に変換するかのやり方（計算のアルゴリズム）はどうなっているのか、情報をどう一つのシステムの中に、あるいは複数のシステムにわたって表現するかが、このレベルでは問われる。

第三のレベルでは、第二のレベルで明らかになった情報の表現や変換を物理的にどうやって実現しているかを問う。脳の場合でいえば、ニューロンやその配線・配置、あるいはそれらの構成分子が脳による計算をどう実現しているのかを明らかにすることに対応する。マーは、この三つのレベルのどれが大事であるとか、どの解析が最初にこなくてはいけないということを主張したのではなく、脳の理解のためには、この三つのレベルはすべて問われなくてはならないということと、これらの問いは独立に問うことができることを脳研究者コミュニティーに訴えたのである。

コラム② 錯視のもつ可能性

すでにここまで、数多くの錯視図形を見てきた。錯視のふしぎさは多くの人を魅了し、その好奇心を強く刺激する。個々の錯視がなぜ起こるかを問うことは、視覚研究において長い歴史をもった分野であり、情熱を燃やす視覚心理学者が世界中にいる。一つの錯視の厳密なメカニズムを理解することは容易ではなく、多くの研究の積み重ねが必要とされる。白黒で模様を描いたコマをまわすと色がついて見えたり（ベンハムのコマ）、天空高いところにある月は小さいのに地平線近くの月は大きく見える（月の錯視）など、古くから知られている現象についても真の決着はまだついていない。錯視は、脳研究に大きな手がかりを与える。これは本書で、多数の実例を示しているとおりである。さらに広く、だまし絵や不可能図形などを含めて、錯視図形はアートとして魅力ある題材である。古くアルチンボルド（Giuseppe Alcimboldo：1527～1593年）や歌川国芳（1798～1861年）、歌川芳藤（1828～1887年）から、エッシャー（Maurits Cornelis Escher：1898～1972年）、ヴァザレリ（Victor Vasarely：1906～1997年）、福田繁雄（1932～2009年）などがすばらしい作品で楽しませてくれる。

また、教育ツールとしても、錯視は非常にすぐれている。錯視は学生の興味を強くひきつけ、錯視をつくる課題では、学生同士でコンピュータプログラミングのやり方を教えあって、アニメーションを使ったすばらしい錯視をつくってきたりして驚かされることがある。

錯視現象は医療にも貢献する可能性がある。たとえば、躁うつ病（双極性気分障害）患者においては、図3－2（ピラミッドか廊下か）のような二義図形を見たときに、二つの解釈の知覚交替間隔が、ふつうの人よりも長い。このことを発見したのは、オーストラリアの視覚生理学者であり動物行動学者であるペティグルー（John Pettigrew）である。彼は、両眼視野闘争（131ページ参照）に関心をもった。右目と左目にまったく異なった刺激を与えると、知覚が時間とともに変化するというこの現象を自分自身で確かめたところ、知覚交替がなかなか起きないことに気がついた。さらに、さまざまな二義図形を見て、知覚が交替する時間間隔を計測しても、自身の知覚交替がほかの人にくらべて、けたはずれにゆっくり起きていることに気がついた。彼は若いころから躁うつ病であったので、このことと躁うつ病に何らかの関係があるのではないかと思いつき研究を行った。その結果、躁うつ病やうつ病の患者は、両眼視野闘争や二義図形における知覚交替の間隔がゆっくりしていることを見いだした。

私たちは、ものごとをポジティブに捉えたりネガティブに捉えたりという感情の間を、しょっちゅう行ったり来たりしている。ペティグルーの考えによれば、その行き来のスピードが十分に速ければ、安定した精神状態を保つことができるのだが、それがゆっくりになると、あるときにはものごとを肯定的に捉える時期が続き、別のときはものごとを否定的に捉える時期が続く。すなわち、躁うつ的になる。

この精神状態の交替を担っている神経メカニズムと、錯視図形や両眼視野闘争刺激を見たときに起きる知覚交替の神経メカニズムに共通基盤があるならば、知覚交替のスピードを測ることで、躁うつ病やうつ病のスクリーニングや潜在的危険性の予測ができるかもしれない。実際、オーストラリアでは、錯視図形が、精神科の臨床の現場で使われ始めているという。

第4章 ―― 見る脳を覗く

ここまでの章では、「見る」ことを、現象としては心理や行動のレベル——前章で紹介したマーの枠組みでいえば計算理論のレベル——で考えてきた。ここでいったん、脳の実体へと話題のレベルを大きく変え、大脳皮質視覚野の基本的なつくりとしくみを見ることにしよう。マーの解析レベルでいえば、第三レベルである。私たちの脳が「見る」ために用いているハードウェアの概略がどのようなものであるかを理解することは、後の章で、脳と心の関係を議論するために必要な準備である。

大脳皮質の視覚領野

大脳皮質視覚野は、ヒトではその大脳皮質全体の3分の1、マカカ属サルでは2分の1を占めている。勉学や仕事や趣味や人とのつきあいなどで日々、頭をひねり、心を砕き、一喜一憂することが山のようにある中で、ものを見るだけのために脳の半分近くを使っていることに驚く人もいるかもしれない。このことは、「見る」ことが決して単純でも簡単でもなく、とてつもなく膨大な情報処理を必要としているということを裏づけている。私たちが「見る」ことを簡単に感じられるのは、これだけの脳組織をその仕事に割り当てているることが理由の一つだろう。

第2章で見たように、視覚野内の異なった場所が壊れれば、異なった障害がでてくる。

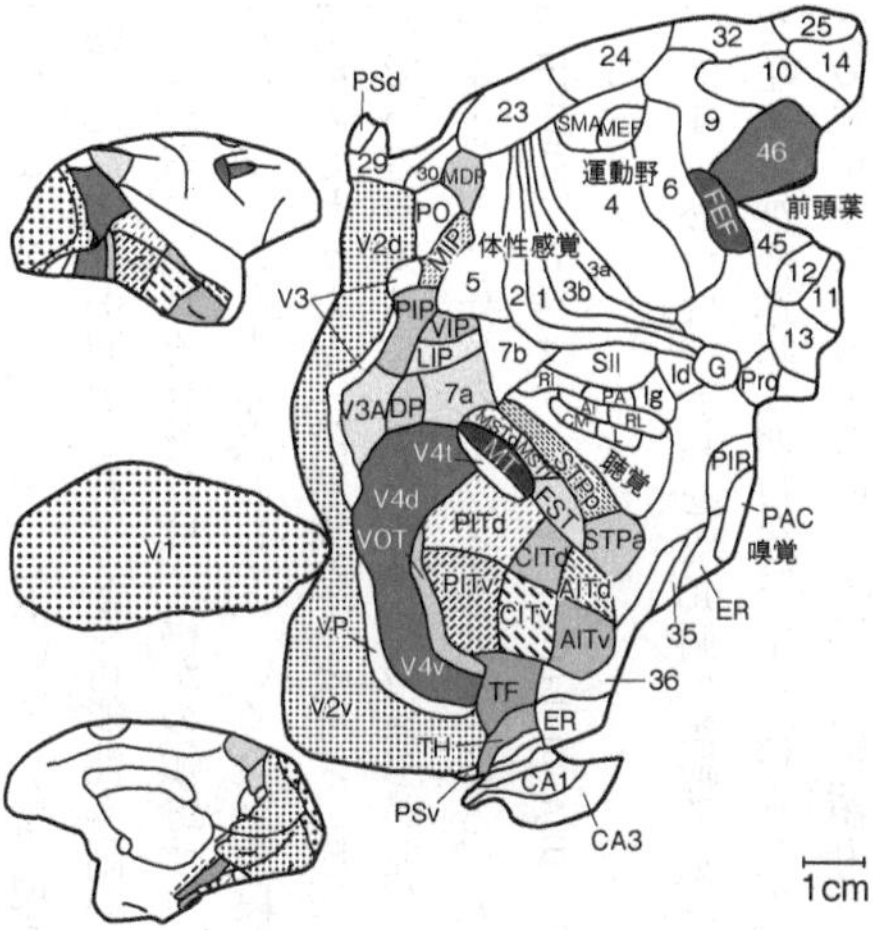

図4-1　マカカ属サルの視覚野　上図では、大脳のしわを伸ばし、平面的に表した脳表面に領野を区切る境界線を引いてある。アルファベット略号は、それぞれの領野の名前を示す。視覚に関わる領野にはシェードがほどこしてある

このことは、視覚野の中には異なった働きをしている機能部位があることを示している。このような機能的な知見やそのほか多くの構造的な知見を総合して、マカカ属サルの視覚野の中には、異なった機能、構造をもつ30以上の領野が同定されている（図4―1）。V1野はその一つである。

　これらの領野のほとんどはそれぞれ独自に視野地図（第2章、38ページ参照）をもっている。また、異なった性質をもつニューロンを含んでいる。ニューロンの形態的特徴やさまざまな物

質の分布などにもちがいを見いだすことができる。これらを判断材料にして領野が区分されているのだが、いまだにどのように領野が区分されるべきかが確定していないところもある。これが、「30以上」とあいまいな表現をしなくてはならない理由である。今後さらに新たな領野が同定されてくる可能性も高い。

これらの領野それぞれは、ほかの領野すべてと連絡しているわけではない。その神経連絡は、V1野を出発点として、いくつかの段階を踏むように構成されている。このような構成のされかたを「階層構造」と呼ぶ。階層構造といっても、30を超える領野が一列に並んでいるのではなく、いくつかの経路が並列して階層を進むようになっている。以上の様子をまとめたものが図4―2である。かなり複雑なこの図はフェルマン（Daniel Felleman）とヴァンエッセン（David Van Essen）によって1991年に発表されたものである。

図4―2では、あわせて40個の領野とそのサブ区分（図の中の四角それぞれ）が300を超える神経連絡（四角を結ぶ線）により結ばれている。一つひとつの四角からは10本程度の線がでている。このことは、視覚領野やそのサブ区分それぞれは、10個程度のほかの領野と結合していることを意味する。

ちなみに、東京近郊のJR、地下鉄、私鉄の駅は合わせていくつあるかご存じだろうか。

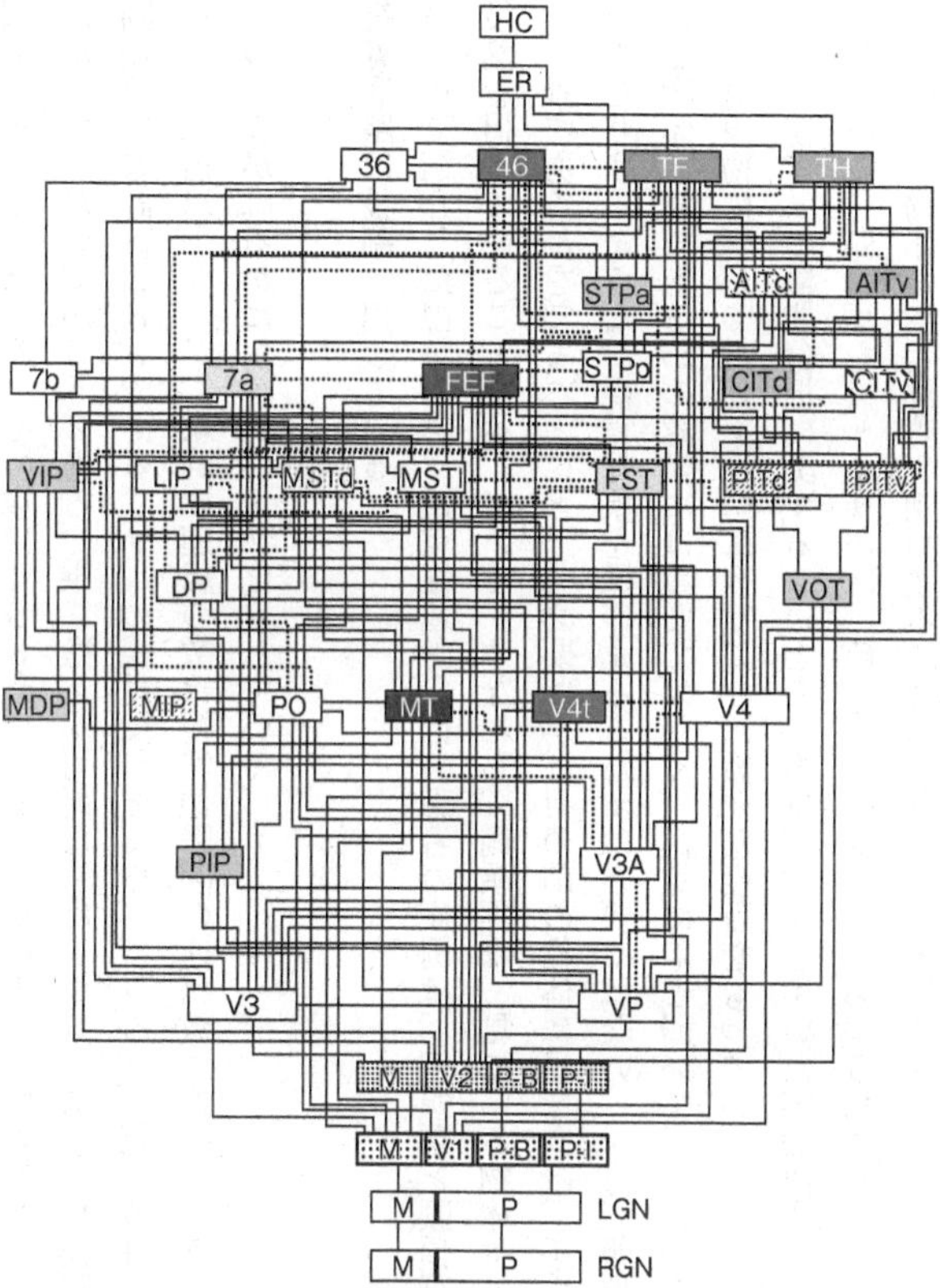

図4-2　マカカ属サルの視覚経路　図4-1に示した視覚領野の間の情報のやりとりを示す回路図。四角で囲んだ略号は領野の名前を、四角同士を結ぶ線は神経連絡を示す

地図で数えてみたところ、その数は468駅である。路線図上で前駅と次駅の2駅としかつながっていない駅が352ある。乗り換えが可能な駅は116であり、乗換駅における駅間連絡の総計は280である。サルの視覚皮質とくらべてみると、駅の数は領野の数にくらべて15倍以上多いが、駅間の連絡の数は視覚領野間の連絡数に負けている。脳の中の連絡のほうがはるかにネットワーク化されている。

視覚経路は役割分担している

第2章で紹介した視覚失認や視覚性運動失行の患者の症例は、側頭葉と頭頂葉が異なった役割を担っていることを示している。すなわち、側頭葉は、見ている物体や人が何であるか、誰であるかを知ることにとって必要だが、目の前の物体に目を向け、手をのばし、つかんだりするような、視覚対象を操作することには必要ではない。一方、頭頂葉は、見ている物体が何であるかの認識には重要ではなく、視覚にもとづいて対象物の空間配置を知り、対象物に対して行動を適切に行うことに重要な役目をもっている。

ヒトの視覚系の機能分担に関するこのとらえ方は、サルを用いた実験研究によっても支持されている。側頭葉を失ったサルは、色、形、模様などのちがう物体を区別することができないが、物体の空間位置を判断することはできる。一方、頭頂葉を失ったサルは、その逆の症状がでる。

側頭葉経路と頭頂葉経路という大きな区別は、図4―2に示す階層構造の後半部分に適用される。この部分の右側三列が側頭葉経路に相当し、左側の三列から四列が頭頂葉経路に相当する。「二つの経路」と呼んでいるものの中には、こんなにもたくさんの領野が含まれている。

米粒一つ分の大脳皮質

脳組織の中で、情報のやりとりと変換を行い、心や行動の実現に関与している主役はニューロンである。ニューロンはほかの臓器や組織の細胞と同じく、遺伝情報を伝えるDNA分子を格納し、ニューロン自身に必要とされる物質を生産する細胞体をもつ。ニューロンがほかの多くの細胞と異なるのは、この細胞体から複数の発達した突起を出していることである（ごく稀な例外もある）。その突起のうちの一本は細くて長い軸索《じくさく》と呼ばれるもので、そのほかは樹状突起《じゅじょうとつき》と呼ばれる（図4―3）。

ヒトの脳は千億のニューロンをもつという。しかし、千億という数は想像の困難な数である。また、誰もが一つ脳をもっているものの、脳を手にもってみたことのある人はごく限られており、一つの脳に千億のニューロンといわれても、多くの人にとっては実感が伴

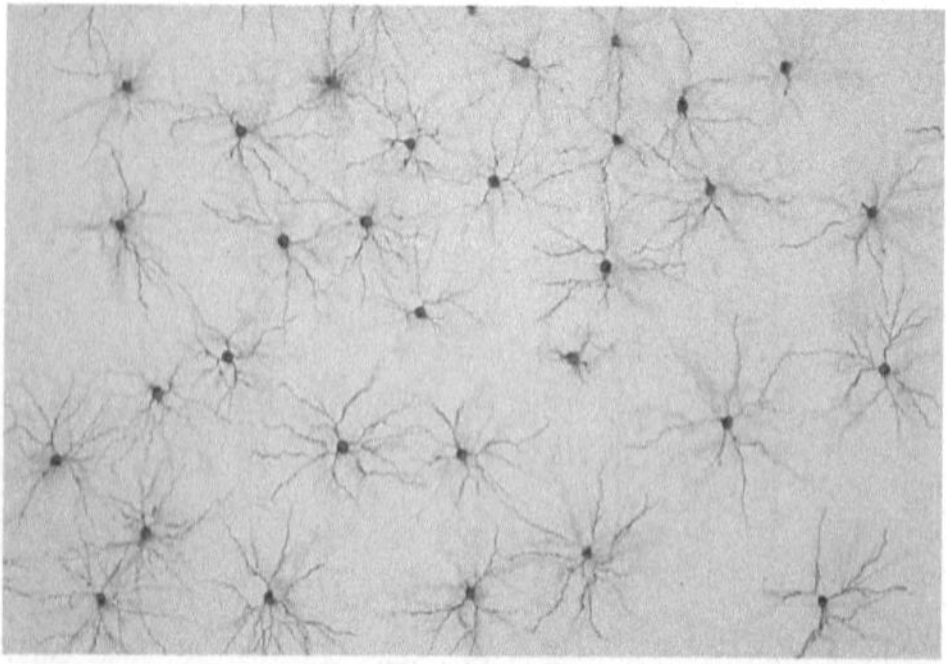

図4-3　ニューロン　サル前頭葉皮質の錐体細胞と呼ばれるニューロン。実験者が選んだごく一部のニューロンに色素を注入し、染色したもの。大脳皮質の表面から見下ろすようにして見た顕微鏡写真である。木の枝のような突起はすべて樹状突起である。口絵⑥参照

わない。さらにいうならば、この千億という数がどれほどの確かさをもった見積もりであるのか、私は疑問ももっている。

そこで、もう少し具体的に考える試みとして、米粒一つ分の体積の大脳皮質中にどのくらいのニューロンが含まれているかを考えてみることにした。私の研究室に出入りして熱心に勉強している学部三年生（当時）の小賀智文に米粒一つの体積の測定を依頼するとともに、大脳皮質の細胞密度に関する論文資料を渡してニューロン数を計算してもらった。

ピータース（Alan Peters）が１９９３年に厳密に計数した結果によると、アカゲザルのＶ１野の直径31ミクロン、高さ１・６㎜の円筒形の組織中に含まれるニューロンの数は平均１４２個である。米粒一つの体積は０・０１４２㎤と計測できた。そこで計算してみると、なんと、米粒一つ分のＶ１野の中

には166万個のニューロンが含まれている。V1野はほかの大脳皮質領野の1・5〜2倍近い細胞密度をもつので、一般的な大脳皮質では、およそ100万個のニューロンが米粒一つ分の脳組織の中に含まれていることになる。

この計算以後、同業者である脳科学を専攻する友人に会うたびに、「米粒一つ分の大脳皮質にいくつくらいニューロンが含まれていると思うか？」とクイズをだしているのだが、多くの人は数万個と答える。正解者はまだいない。

ニューロンの役割

ニューロンは、時間幅が一ミリ秒（千分の一秒）程度の電気パルス（活動電位）を発生する。活動電位は軸索の根元で発生したあと、軸索をその先端に向かって伝わっていく。軸索の末端部はほかのニューロンの樹状突起や細胞体に、ごく狭い隙間（シナプス間隙《かんげき》）をはさんで接している。その部位をシナプスと呼ぶ。活動電位が到着すると、軸索末端部からシナプス間隙へ神経伝達物質と呼ばれる分子量の小さな化学物質が放出される。神経伝達物質は、シナプス間隙をすみやかに拡散して、相手のニューロンを包む膜上にある受容体タンパク質に結合する。

タンパク質と聞くと、大豆にはタンパク質がたくさん含まれるという知識から豆腐を思い浮かべたり、高校の化学で習ったアミノ酸の化学式や二つのアミノ酸の間の結合がペプチド結合と呼ばれることなどは思いだすけれども、それ以上のイメージをもたない人もいると思うので、少しだけ補足しておこう。

タンパク質は、確かにアミノ酸と呼ばれる構成分子およそ20種類がたくさんつながってできた分子である。アミノ酸はその種類によってプラスやマイナスの電気的極性をもっていたり、あるいは電気的に中性であったりする。そのため、タンパク質に含まれる多数のアミノ酸は、互いに特定の相手と電気的にひっぱりあったり、はねのけあったりする。その結果、タンパク質の長い分子は針金細工のように折り込まれて、立体的な形をもつようになる。

針金を適当に丸め込むたびに異なった形ができるのとはちがって、一種類のタンパク質は常に同じ形になる。タンパク質を構成するアミノ酸の並び順が立体構造を決定するからである。別の種類のタンパク質は、構成するアミノ酸の種類と並び方がちがうので、押し合いへし合いの仕方が異なり、別の立体的な形をもつことになる。こうして決まる構造は、そのタンパク質の機能を決定する重要な意味をもつ。

たとえば、受容体タンパク質は、その構造によって、どの神経伝達物質を捕まえることができるかが決まっている。相手ニューロンの軸索末端部から放出された神経伝達物質を受容すると、受容体タンパク質はごくわずかに形を変え、そのあとに続く化学反応連鎖の最初のトリガーをひく。この一連の化学反応は、最終的にはイオンチャネルと呼ばれるタンパク質の構造変化を引き起こし、特定のイオンを通す穴を開ける。その穴の大きさや通りやすさに応じて、ナトリウムイオン、カリウムイオン、カルシウムイオン、塩素イオンなどがニューロンの外から中へ流入したり、中から外へ流出したりする。

イオンは電荷をもった粒子なのでこの現象は電流が流れたことに等しい。その結果、ニューロンの内外の電位差が変化し、そのニューロンに「シナプス電位」と呼ばれる電気反応が発生する（図4－4）。このようにして、送り手のニューロンから受け手のニューロンへ情報が伝達される。

ニューロンの内側は外側と比較して、マイナスの電位をもっている。外側を0ボルトとすると、内側は、およそマイナス70ミリボルトくらいである。この電位を膜電位という。神経伝達物質にはさまざまなものがあり、相手のニューロンの膜電位を0に近づけるもの（興奮性）と、さらにマイナス方向に増やすように働くもの（抑制性）の二群に大別できる。シナプス電位はゆっくりとした電位変化（数ミリ秒から数秒続くものまである）であるため、連続して伝達物質の放出があったときには、複数の電位変化が重なり、電位変化の足し算や引き算が行われる。この足し算引き算の結果、膜電位がある値以上になると、突然、ま

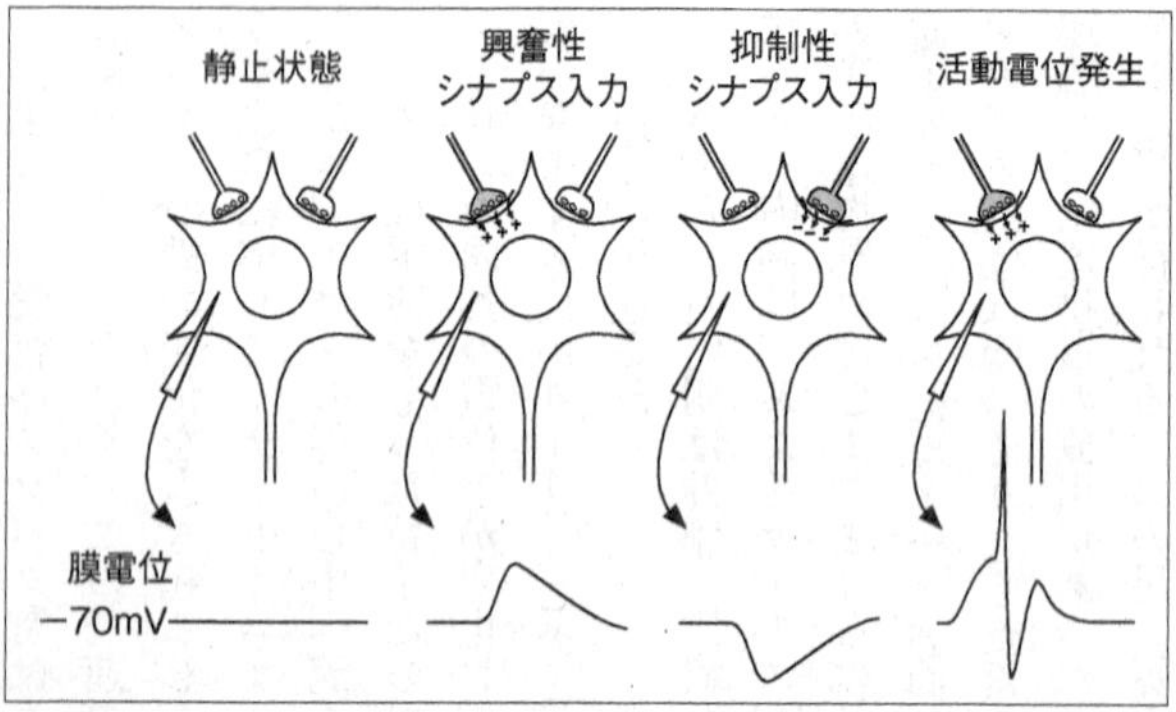

図4-4　活動電位とシナプス電位　シナプス入力が入ってきたときのニューロンの膜電位応答を示す

ったく異なった性質をもった、時間経過が短いパルス状の電位が発生する。この電位が「活動電位」である。

活動電位はすでに述べたように、遠くまで軸索を伝わっていくことができる。大脳皮質のある領野から別の領野まで軸索が伸びていれば、領野間の距離に応じて、数ミリから数センチ伝わることになる。左脳から右脳へ情報を送る場合には10cm以上脳の中を伝わっていく。キリンのつまさきの動きをコントロールしている運動ニューロンの中には、何mも軸索を伸ばしているものがある。そのような長い距離でも、この活動電位は問題なく伝えられる。

脳の中の情報伝達

ニューロンについて長く述べてきたのは、本書後半に進む前に、大事なことを一つ理解しておきたいからである。それは、脳の中で情報が運ばれるのは、活動電位がどのようなタイミングでいくつ発生するかによっているということである。

一つのニューロンは数多くのニューロンからシナプスを受けている。一つのニューロンが活動電位を発生するかどうかは、そのニューロンが受ける多数のシナプスにどのようなタイミングで活動電位が到着するかで決まる。

たとえば、大脳皮質のニューロン一つが受けている入力シナプスの数は１０００から数万ある。それぞれが興奮性シナプスか抑制性シナプスか、どの位置にシナプスをつくるか、シナプスを受けるニューロンがどのような受容体タンパク質をもち、どのような電気的な性質をもつかなどによって、情報の受け手のニューロンが発生する活動電位の数やタイミングが変化する。

このようにして、情報の送り元の多数のニューロンを伝わってきた活動電位列は、情報の受け手のニューロンにおいて異なった活動電位列へと変換される。これが脳の中で行われている情報変換の素過程の実体である。

網膜で捉えられた視覚情報が活動電位列として、外側膝状体、Ｖ１野、そして図４―２で示した視覚経路を脳の奥へと伝わっていくにつれ、どのように変換されていくのか、これらの領域それぞれの中でどのようなことが起きているのか、それらのできごとが私たちやサルの視知覚や視覚認識にどうかかわっているのかを追究しているのが視覚脳科学である。この科学的探究において大きな役割を果たしているのは、動物の個々のニューロンの活動電位の発生状況を調べることである。

個々のニューロンから活動電位を記録するには、電極と呼ばれる細い金属性の針を脳の中に刺入する。電極は先端の数ミクロン（一ミクロンは一ミリの千分の一）だけが電気を通し、それ以外のところはガラスなどで被覆し電気を通さないようにしてある。電極先端が十分にニューロンに近づくと、そのニューロンの発している電流をピックアップすることができる。

さまざまな図形、物体、ビデオなどを動物に示し、その際に、ニューロンがどのようなタイミングやどのような頻度（単位時間あたりの活動電位の数）で活動電位を発生するかを計測することで、そのニューロンがどのような情報を伝えているかを調べられる。このような研究はすでに半世紀以上の歴史をもち、膨大な知見が得られており、現在もなお、活気にあふれた研究分野である。ちなみに、脳は痛みを感じる受容体をもっておらず、電極が入ってきても痛みを感じることはない。

コラム③　ニューロンと話す

オーストラリアの友人Gから送られてきた電子メールには、大脳皮質のニューロンのすばらしい写真が添付されていた。ひと目見て、これは、一緒に調べているサルのニューロンではないことがわかった。彼のメールを読んでみると、「私はこのニューロンと話をした。私の脳科学におけるキャリアにおいて、最も興奮した瞬間だった」と書いてある。

彼は、ホルマリンで軽く処理をして少しだけ固くした脳組織中の一個一個のニューロンに、顕微鏡と微小なガラス管を使って蛍光色素を注入する技術に関して、文句なしの世界ナンバーワンである(口絵⑥)。彼がこれまでに色素を注入し解析した大脳皮質ニューロンの総数は、数万に及ぶ。

さて、その彼が、ある研究グループと共同でヒトのニューロンの形態を調べることになり、ある日、脳外科の手術室に招かれた。そこには14歳の少年がいて、難治性てんかんの治療のため、側頭葉の一部を摘出する手術を待っていた。摘出部位周辺部の機能を調べ、摘出範囲を決定するために、脳組織には電極が入れられており、医師が少年に話しかけたりして反応を調べている。すでに述べたように、脳組織は痛みを感じることはないため、このような検査を、患者が覚醒した状態で行うことが可能である。Gも少年と話すことが許された。おずおずと話しかけ、少年がGの方へ振り向いた瞬間、驚いたことに、そのとき記録していたニューロンが強く反応し、活動電位をモニターしているスピーカーがバリバリと音を発したのである。

手術は無事に成功し、すぐさま、脳組織の小片がGに手渡された。彼はその小さな脳の断片をホルマリンに漬けると、自分の研究室へ走った。

Gが送ってきたのは、そうやって染色したニューロンの写真だったのだ。

ニューロンは視野の一部の情報を伝える

ニューロン一般から、視覚システムのニューロンへと話を進めよう。その際によく使う言葉の一つを先に定義しておきたい。それは、「視覚刺激」という言葉である。心理学や脳科学において、被験者に見せる図形、動画、パターン、物体などを、一括して「視覚刺激」、ときには単に「刺激」と呼ぶ。今日では、コンピュータ・ディスプレイに表示して見せることが多いが、印刷物や実物で示すこともある。日常生活では「刺激」という言葉はもう少し抽象的なニュアンスで使われているが(「何か生活に刺激がほしいなあ」など)、心理学、脳科学では、具体的な図形や動画などを指している。

大脳皮質視覚野のニューロンは、視覚刺激に対する反応に関して、二つの重要な共通性質をもつ。まず第一に、ニューロンは、視野内のある限られた領域に示された視覚刺激にのみ反応する。このように反応を引き起こすことのできる空間領域を、そのニューロンの受容野という。一つの領野の中においても、ニューロンによって受容野の位置や大きさは異なっており、たくさんのニューロンが分担して視野全体の情報を伝えている。ある脳領野の中に「視野地図がある」というのは、ニューロンがその受容野の位置の順に、その領野の中で整然と並んでいるということである。

受容野は、たとえてみれば、ニューロンが世界をのぞいている小さな窓である。ただし、この窓は壁に素通しの穴があいているのではなく、特殊な窓ガラスがはめてあると考えたほうがよい。このガラスのどこが特殊であるかというと、その性質が窓ガラスの中の場所によってちがうことである。ガラスのある部分では、そこを通る明るい光の情報がより強められるようになっており、別の部分では、そこが暗くなったときに情報が強められるような性質をもっている。前者を受容野のオン領域、後者をオフ領域と呼ぶ。

受容野のオン領域に明るい刺激を示すとニューロンは活動電位を発生し、オフ領域に明るい刺激を示すとニューロンは活動電位の発生を停止する。逆に、オン領域に暗い刺激を示すと活動電位の発生が止まり、オフ領域に暗い刺激を示すと反応がでる。網膜の出力ニューロンや外側膝状体のニューロンはオン領域とオフ領域が同心円状に配置されている。

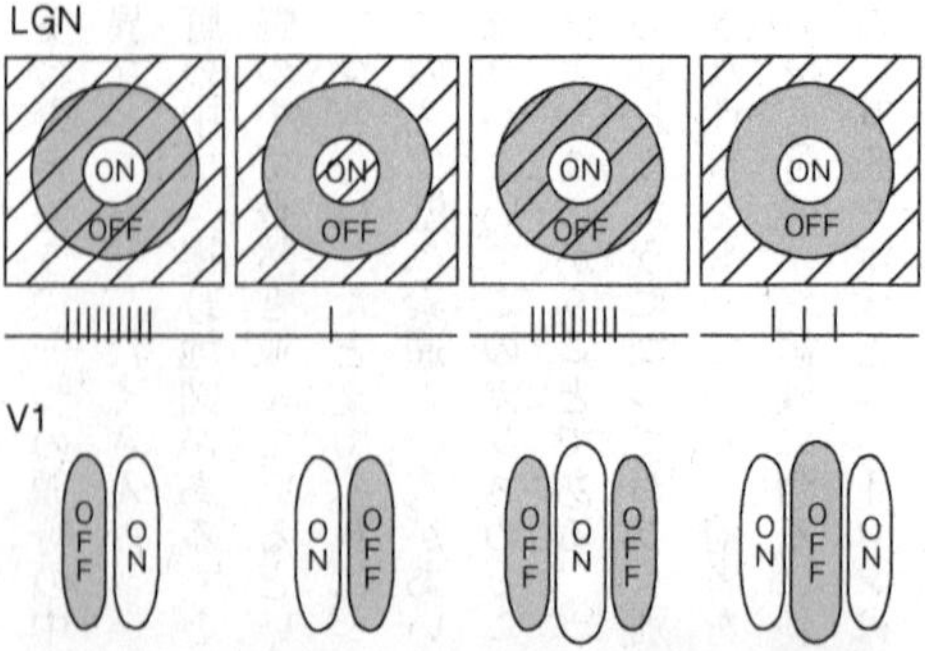

図4-5　受容野　上：外側膝状体（LGN）の受容野に与えたさまざまな光刺激（白ヌキは明刺激、斜線は暗刺激）とそのときの応答（たて線一つが、一つの活動電位を示す）。下：V1野単純型細胞の受容野のタイプ

V1野の単純型細胞と呼ばれるニューロンは、このオン領域とオフ領域がよこに並んだ受容野をもつ（図4―5）。V1野の複雑型細胞と呼ばれるニューロンの受容野では、オン領域とオフ領域が明確にわかれておらず、受容野の中のどの場所に視覚刺激を示しても、興奮性の影響と抑制性の影響の両方が起こる。

カメラ、顕微鏡、水道の蛇口、オーディオ機器などで用いられるフィルターのどれかについて、その働きを理解している人には、ここでの説明はくどかったかもしれない。外側膝状体やV1野などのニューロンの受容野は、これらのニューロンが受ける入力信号を出力信号へと変換する際のフィルターであると捉えることができるからだ。

視覚ニューロンは刺激に好みがある

視覚ニューロンの第二の特徴は、刺激選択性である。個々のニューロンは、どのような視覚刺激でも受容野の中に入りさえすれば必ず反応するわけではなく、ニューロンごとに感受性をもつ刺激の属性（色、形、動きなど）があり、その中でも特定の範囲（赤系統の色とか青系統の色とか）の性質を選んで反応する。たとえば、V1ニューロンの多くは、細長い線分刺激によく反応し、丸いスポット光、部屋の照明のオンオフなどに反応しない。

線分刺激ならば何でもよいかというとそうではなく、ある特定の傾き（方位）をもっていないといけない。あるニューロンはたて方向にのびた線分に反応し、別のニューロンはよこ線分に反応する。また別のニューロンは特定の角度に傾いた線分に反応するというよ

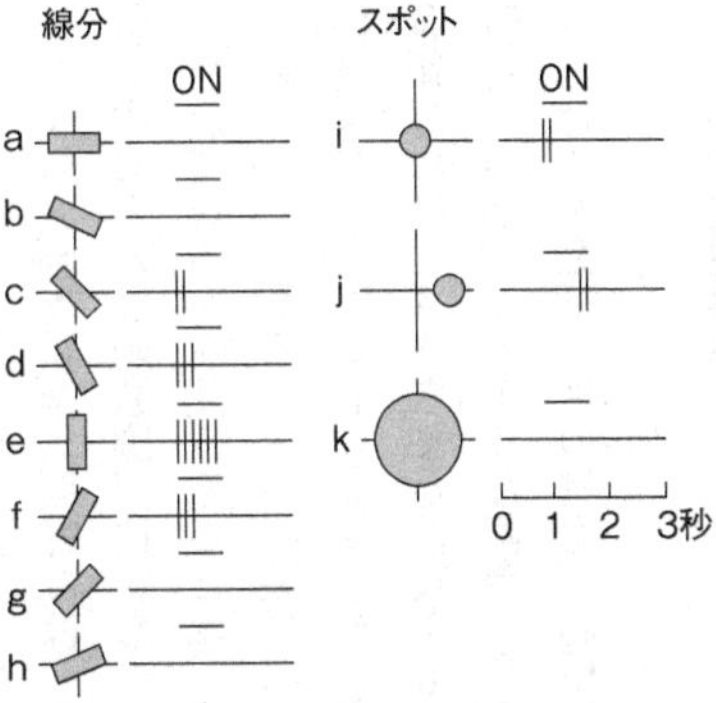

図4-6　V1ニューロンの方位選択性　V1ニューロンの多くは特定の傾き（方位）をもった短い線分刺激に反応する。a〜kの左側は刺激図形を示し、右側のよこ線上に描かれているたて線はニューロンの発生した活動電位を示す。一つのたて線が一つの活動電位を示し、活動電位の数が多いほどニューロンが活発に反応していることを示す

うに、好む方位の範囲が決まっている（図4—6）。

サルの大脳皮質視覚領野には、さまざまな刺激選択性をもったニューロンが見つかる。脳の中にどんな刺激選択性をもつニューロンがあり、それが30以上ある視覚領野のどこに含まれているかを調べることは、各領野における情報処理機能を明らかにするための大事なステップである。一つの領野に含まれるすべてのニューロンが、たった一種類の刺激の性質（たとえば、色とか動きとか）を処理しているというケースはこれまで知られておらず、各領野には、さまざまな性質をもったニューロンが含まれている。ただし、どのような性質をもつか、どのような割合で含まれるかは、領野によって大きく異なる。あとの章でとりあげる刺激選択性の例を、簡単に紹介しておこう。

二つの視覚経路

たとえば、脳の中には、視覚刺激の運動方向に選択性をもつニューロンがある。そのようなニューロンを多く含む領野は、サルの頭頂葉と側頭葉の境界近くのMT野またはV5野という略号で呼ばれる場所である。南米産のサルを調べていたオルマン（John Allman）とマカカ属サルを調べていたゼキ（Semir Zeki）が独立に発見し、前者はMT、後者はV5と名づけたため、二つの名前をもっている。本書では、以下、MT野という名で呼ぶことにする。

さて、このMT野のニューロンは刺激がある特定の方向に動くと強く反応し、その方向から刺激の運動方向がずれるにつれて反応が弱くなる。最適方向と逆向きに動く刺激に対しては、活動電位の発生が抑制されてしまう（図4—7）。この性質は運動方向選択性と呼ばれる。MTニューロンの90％近いニューロンが運動方向選択性を示す。刺激の色や形には無頓着である。

これらMTニューロンが、視覚刺激の動きの知覚に貢献しているかどうかは第5章で考えよう。MTニューロンが運動方向にだけ選択的反応性を示すかといえばそうではなく、たとえば、運動のスピードにも感受性をもつ。さらには、視覚刺激の運動とは別に、左右

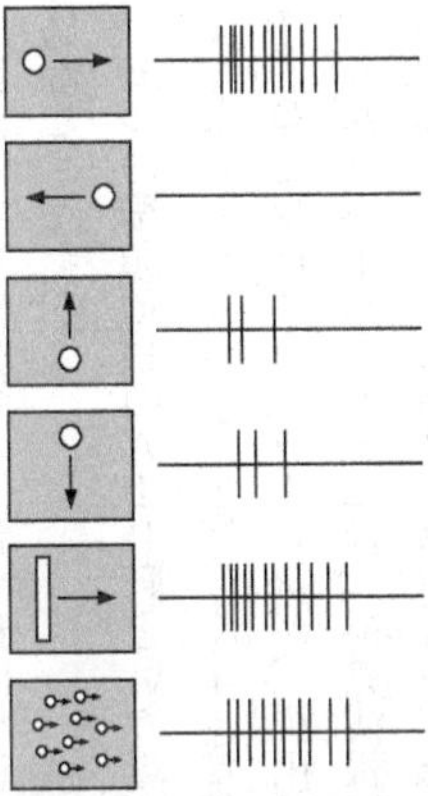

図4-7　MTニューロンの運動方向選択性　MTニューロンは視覚刺激が特定の方向に動いたときに反応する。図の見方は図4-6と同じである。このニューロンは、左から右に動く刺激であれば反応し、ほかの運動方向では反応しない。刺激の形が丸いスポット光でも、線分状のスリット光でも、小さなドットの集まりでもかまわずに反応する

見ることにする。

サルの後頭頂葉のＡＩＰ野という場所では、サルが特定の物体を手で動かしているとき（たとえば、いろいろな形のスイッチを準備し、そのうちの一つを操作させた場合）、自分のその手を見て反応するニューロンが、酒田英夫、泰羅雅登らによって、見つかっている。このようなニューロンの中には、視覚情報だけを反映した活動を示すものと、自身が行っている運動に関連した活動を示すもの、その両方の性質をかね備えたものがある。頭頂葉損傷患者が、プレシェーピングできなかったり、ものをうまくつかんだり、つまんだりすることができないことと関係があると思われる。

一方、側頭葉経路に沿ってＶ１野から出発すると、方位選択性を示すＶ１ニューロンから徐々に複雑な形に選択的反応を示すニューロンが現れてくる。Ｖ２野やＶ４野には、二つの線分の交わり（十字型やＴ字型など）やうずまきや同心円などに選択性をもつニューロンがある。これらのニューロンは、線分だけでは十分に反応しないという点で、Ｖ１ニューロンより複雑な性質をもっている。

側頭葉経路前方のＩＴ野やＳＴＳ野と呼ばれる領域にも、Ｖ２野やＶ４野と同様のさまざまな形に反応するニューロンが存在し、加えて、さらに複雑な形に反応するニューロンがある。たとえば、「上が暗く、下が明るく、真ん中が一番暗い、横長の図形」にだけ反応するというような具合である（図4―9参照）。V2野、V4野、IT野には、視覚刺激の「色」（より正確には、波長、輝度、飽和度）に選択性をもつニューロンも多く存在する。

IT野、STS野のそのようなニューロンの中でも特異なのは、ヒトやサルの顔に対して選択的に反応するニューロンである。それらは、顔ニューロン（顔反応性ニューロン）と呼ばれる。顔ニューロンの中には、別個体のサルの写真にちがった反応をするようなニューロンもあれば、特定の表情であればどのサルの写真であっても反応するものもある。

このように、二つの視覚経路で見つかるニューロンの性質には明白なちがいがある。頭頂葉経路には、視覚刺激の動きや自身の動作に反応するニューロンがある一方、形や色にはあまり選択性を示さない。一方、側頭葉経路には、形や色などの物体の特徴に反応するニューロンが多く含まれる。

これらの刺激選択性の分布は、頭頂葉経路が視覚誘導性行動や空間認知に関与し、側頭葉経路が物体認識に重要であるという考えと整合性がある。どちらの経路においても、視覚経路の初期段階から後期段階へ進むにつれて（図4―2において、下から上に進むにつれて）、より複雑な視覚刺激を選んで反応するようになることは重要である。ときには、これらのニューロンは、手の動作とか顔というように、われわれの知覚の単位に対応するかのような複雑な刺激選択性を示す。

このようなさまざまな性質をもつニューロンが、それぞれの領野の中で、どのように配置されているのかを次に考えよう。

情報の脳内表現、符号化、読み取り

笑う、赤い色を感じる、コップに腕をのばすなどの私たちの行動、知覚、動作に対応して、脳内には、特有の神経活動のパターンが生じている。ほおや腕の筋肉の収縮の強さや順序に関する情報、網膜で受けとめた光に関する情報は、脳の中のどのニューロンがどんな風に活動するかの様子として脳の中で表現されている。その際、外界や自身に関する情報とその処理を、脳の中に存在する千億のニューロンにどのように割り当てていくのか。これが、「脳内表現」および後述する「脳内地図」の問題である。

また、個々のニューロンもしくはニューロン集団は、どのような原理で情報を伝えるのか。これは、「符号化」の問題と呼ばれる。たとえば、意味のある情報を一つのニューロンで送ることができるのか、それとも、多数のニューロンが一緒にならないと送ることはできないのかという問題、情報を活動電位の頻度で送るのかそれとも発生時間パターンが大事なのかという問題などである。

さらに、情報の送り手のニューロン集団により送られてきた情報を受け取ったニューロンが、どういう原理でシナプス入力から情報を読み取るのか。これは、「情報読み取り」の問題である。入力すべての平均をとるのか、一番強い入力だけ優先するのかなど、情報を読み取る方法にもいくつもの可能性が考えられ、それぞれのニューロンがどの方式を採用しているのかがここでの問題である。

脳による感覚情報処理のメカニズム理解へ向けて、マーが述べた解析レベルの三つすべてにおいて、これらの問題に関する活発な研究が行われている。

脳内地図

すでにこの章で見たように、視覚系のニューロンは刺激選択性をもっている。これらのニューロンは、一つの脳部位（領野やそのサブ区分）の中で、刺激選択性にしたがって特徴的な空間分布を示す。この空間分布のありかたを、脳内地図（brain map）と呼ぶ。mapという言葉に地図という訳語を当てているが、この場合のmapは、さまざまな性質のニューロンがどのように並べられているか、すなわち情報処理をどのニューロンに割り振り、配列するかを意味している。

たとえば、英会話学校の生徒の名簿をもとに個々の生徒を、複数のクラスに割り振り、席を決めるという作業は典型的なマッピング作業である。生徒のわけ方、並び方には、英語能力によるわけ方、年齢によるわけ方、住所によるわけ方、申し込み順によるわけ方、あるいは、そのようなちがいを問わずにランダムに割り振るやり方など、さまざまな方法があるだろう。同様に脳においても、情報処理をニューロンに割り振っていくやり方にはさまざまな方法がありうる。

連続性地図とコラム構造

大脳への情報マッピングの第一の方法では、個々のニューロンは、情報処理上、重要な変数（パラメータ）のごく限られた範囲だけを取り扱うような刺激選択性をもち、脳組織上に、そのパラメータが連続的にかつできるだけなめらかに表示されるように並ぶ。こうしてできる脳内地図は、「連続性地図」と呼ばれる。たとえば、すでに紹介したV1野の視野地図はその例である。V1野のニューロンは、視野の中のごく限られた空間（受容野）に現れた刺激に対してのみ反応する。V1野の皮質の深さ方向に並ぶニューロンは同じ場所に受容野をもち、皮質上でよこにずれたところに分布するニューロンは受容野の位置もよこにずれている。すなわち、外界空間はV1野において皮質表面に平行する方向にマップされている。日露戦争の戦場で、眼科医井上達二が発見したのはこの構造であった

(第2章、38ページ)。

V1野の中の一区画はこのように視野のある限られた小領域からの情報を取り扱っているが、その区画の中で、V1ニューロンはでたらめに並んでいるのではない。ネコやサルのV1野においては、似た方位の線分に反応するニューロンが、皮質の表面から底にいたる方向に並んでいて、この構造は方位選択性コラムと呼ばれる。コラムとは、性質を共有するニューロンが皮質表面から皮質深層にむけてたてに並ぶ機能的柱状構造のことである。となりあう方位選択性コラムには少しだけちがった方位に反応するニューロンが含まれている。その結果、大脳皮質の表面に平行な方向にそって、ニューロンが強く反応する線分の方位が徐々に変わっていく(図4—8)。すなわち、V1野の中では、方位もまた連続性地図とし

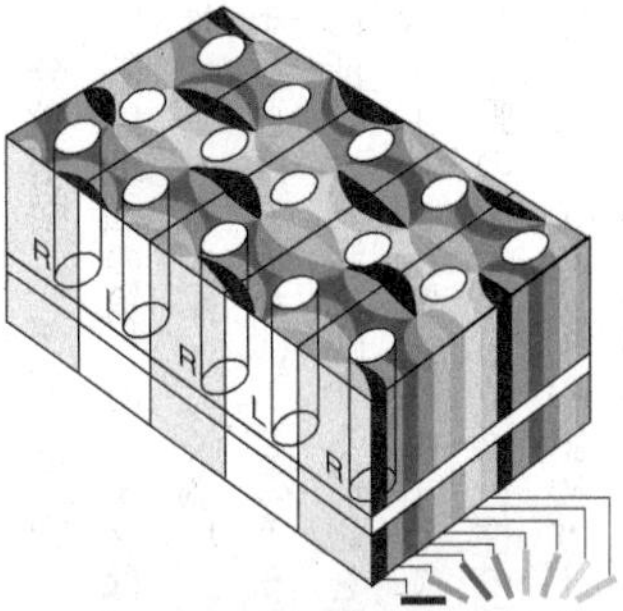

図4-8　V1野の方位選択性コラム　V1野の中には、左目からの情報をおもに処理する部分(L)と右目からの情報をおもに処理する部分(R)が互い違いに配置されている。そのそれぞれの中に、異なった傾き(方位)の線分に反応するニューロンが柱状に整然と並んでいる。白抜きの円筒はブロブと呼ばれ、この中に含まれるニューロンは方位選択性をもたない

て表現されている。

分散地図、パッチ状地図

脳内地図の第二のタイプは、連続性地図と対極にある。個々のニューロンは、刺激選択性をもたないか、ごく弱い。領野内のとなりあうニューロンの間に機能的類似性を見いだすことはできない。このような地図は「分散地図」と呼ばれる。一つひとつのニューロンの活動は刺激に関する情報を明示的に運んでいないか、運んでいたとしても、明白な空間パターンを皮質上には示していない。ネズミのV1ニューロンは方位選択性を示すものの、V1野の中での方位選択性の配置は無秩序である。たてバーに反応するニューロンのすぐよこに、よこバーや斜めバーに反応するニューロンが見つかる。

第三の脳内地図タイプである「パッチ状地図」は、連続性地図と分散地図の両極の性質を部分的に両立させている。パッチ状地図では、局所的に、似た刺激選択性をもつニューロンが集まりパッチ状の集団を形成していながら、となり同士のパッチに含まれるニューロンの性質には連続性が認められない。たとえば、側頭葉のIT野における視覚図形特徴選択性コラムはその例である可能性が高い（図4―9）。

脳内地図の意義

このように、脳部位によって地図のあり方が異なることは何を意味するだろうか。式典における列席者の席順から、体の中の臓器の配置、オーディオ機器の中の部品の配置にいたるまで、要素部品の並び方が、その要素を含むシステムの働き方を理解する重要な手がかりになることが多い。たとえば、部屋の中で机がよこに並んでいれば、その部屋が教室か講演会場であり、円形に並べてあれば会議室であり、数個ずつ固めてあればパーティー会場であるというような予測がつく。同様に脳内地図のあり方から、その部位における情報処理の方式をある程度、予測できる。

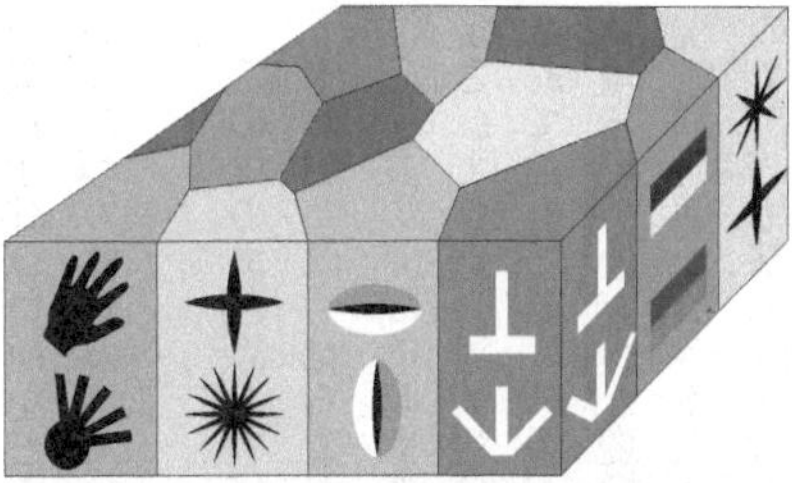

図4-9　IT野の視覚図形特徴選択性コラム
私が、田中啓治、伊藤南、程康とともに発見した側頭葉のコラム構造。この領野のニューロンは、複雑な形や、形と色、形と模様の組み合わせなどに反応するものが多いが、その選択性にしたがって柱状に配置されている。となり同士のコラムの選択性の関係は明らかではない

ニューロンやコラムの配置は、その領野が行っている情報処理の特性にしたがって最適化されていると考えられ、それを調べることで、逆に、そこでなされている情報処理についての理解を深めることができる。脳にとっての最適化とは、個々のニューロンやコラム

の果たす計算負荷をどう分配するかと、それらの間の配線をできるだけ短いものにするという二つの要請のバランスによって決まっている。

この章のまとめ――ピクセル表現から知覚に役立つ表現へ

脳の中には、見ることに携わる数多くの脳部位が存在する。網膜の視細胞において、強度と波長の空間的時間的情報という、いわば、ビデオカメラの受像部のようなしくみで表現されていた外界情報は、視覚経路の階段を一つずつ上に送られていく間に、徐々に変換されていく。その結果、上位の視覚領野においては、知覚や認識にとって便利で役に立つ情報表現の仕方へと変換される。その情報変換や情報表現のあり方を明らかにすることは、視覚脳科学における大きな研究課題である。その詳細を述べることは本書の目的ではないので、ごく基本的な考え方だけを紹介した。

大脳皮質視覚野の概要は、この章で見たように、マカカ属サルにおいてかなりの程度に明らかになっており、どの視覚経路、どの視覚領野が、ある特定の知覚の成立にかかわっているかの見当がつく。視覚刺激の運動方向の知覚や弁別にかかわっているのは、運動方向選択性ニューロンである可能性が高く、顔の知覚、認識には、顔反応性ニューロンがかかわっている可能性があるというように。

しかし、本当にそうであるかは別個の科学的問題として実験的に問わなくてはならない（第5章）。また、経路の概要や刺激選択性のすべてがわかっているわけではないので、予想外のことも起こる（第6章）。それでも、この章で概説した知見は、過去20年、視覚分野の研究のみならず、広く大脳皮質研究に多大な波及効果をもたらしてきた。次章以降、これらの知見をもとに、ニューロンが「心」の生成においてはたす機能的意義の探求へと話を進めよう。

第5章

心をつかさどるニューロン活動を求めて

視覚経路の中では、眼前にある視覚対象物に関するさまざまな情報処理がなされている。その処理過程のどこかで、私たちの知覚は生まれる。脳の中には、その活動が知覚を得ることに「直接的に」貢献しているニューロンがあるはずである。そのようなニューロンはどのような性質をもっているべきだろうか？　そのようなニューロンはどうやってさがし求めることができるだろうか？

ニューロン活動と知覚のリンク

視覚大脳皮質で見つかる、視覚刺激のさまざまな物理的特徴に選択的に反応するニューロン。これらのニューロンは、それらの視覚刺激の知覚を担っている可能性がある。しかし、あるニューロンが視覚刺激の傾きや波長や運動方向に選択的に反応するというだけで、そのニューロンの活動が、物体の輪郭や色や運動を知覚することに貢献していると結論することは早計である。

観測された刺激選択性は、脳の別の場所でつくられたもののコピーが何らかの理由で転送されてきたものであるかもしれないし、その刺激選択性そのものが別の情報処理の副産物であるかもしれない。ある特定の刺激に選択的に反応したとしても、そのニューロンは、動物やヒトの知覚を説明できるような感度や精度を欠いているかもしれない。また、ある特定の刺激特徴に関与するニューロンは、脳の中の一ヶ所で見つかるのではなく、多くの場合、複数の場所で見つかる。なぜ、同じ刺激属性を処理するニューロンがいくつもの異なった領野に存在するのだろうか？

これらの問いに答え、あるニューロンの活動がある特定の知覚に関与していることを示すこと、すなわち、神経活動と知覚との間を科学的に橋渡しするには、刺激選択性があることを示すだけでは不十分であり、多くの証拠を積み上げなくてはいけない。この章では、どういう方法でそのような証拠を得るのかを、いくつかの研究例を見ながら考えることにしよう。

地球におりた宇宙人

さて、脳の中のとてつもない数のニューロンの中から、問題としている知覚の生成に貢献しているニューロンをさがしだすなどということができるのだろうか。本論に入る前に、この点について考えておこう。

私の所属する研究科の同僚、難波啓一は、バクテリアのべん毛の研究をしている。ある種のバクテリアには、ラグビーボールのような菌体の一端に、べん毛と呼ばれる長いひものようなものが何本かついていて、これをスクリューのように回転させることで移動する。

このべん毛は、複数の種類のタンパク質から巧妙に組みあげられた巨大分子である。その分野の研究者たちは、超分子マシンと呼んでいるが、まさにその名にふさわしい。このべん毛という超分子マシンがどのようにつくられ、壊れたときにはどのように修理されるのか。どのように回転し、スピードや回転の制御がなされるのか。これらのメカニズムが、分子どころか原子のレベルで解明されつつあり、現代生物学の中でもとくに先鋭的な研究フロンティアとなっている。私は、難波の研究やその分野の話を聞くたびに、そのすばらしさに感動する。

生物界でもっとも単純なバクテリアの、そのしっぽのつくりとしくみですら、科学として解明しなくてはならないことが山積みで、そこには今なお第一級の科学者たちを興奮させ、一生を捧げさせる謎にあふれているのである。この章のタイトルである「心をつかさどるニューロン活動を求めて」などというのは、大げさでいいかげんな世迷言にすぎないのではないか。そんなだいそれたことを厳密科学としてできるのか。こう思う人もいるのではないだろうか。まずは、この疑念を払拭《ふっしょく》しておこう。

以下のたとえ話もしくはその類似版は、脳科学の世界ではたびたび語られている話である。

ある日、宇宙の彼方から高度な知性を発達させた宇宙人が地球にやってくる。彼らは地球人になりすまして、私たちを観察している。彼らは、本というもの、字というものをもっていなかったので、地球人が本をめくっているのを見ても、何をやっているのか皆目見当がつかない。そこで、その宇宙人たちは一冊の本を自分の星にもち帰り、その本を総力をあげて調べるのである。ある者は、その本の中にある黒い部分と白い部分の面積をはかり、ある者は字の中に含まれる直線部分や曲線部分や点の数や長さを計測し、ある者はページを二、三枚溶かし、パルプとインクを分離し、その成分を調べたりしている。このような研究をたくさん行い、その本についての分析結果は山のように得られたのだが、ついに、そこに何が書かれているか、本とは何であるかについては、何もわからなかった。

宇宙人は何をすべきだったのだろうか。彼らは、本を読んでいる人を観察すべきであったのである。手にしている本と読んでいる人の行動との関係を年月をかけて観察することで本というものの果たしている役割やその中身についての理解が進んだはずである。印刷インクの化学成分のデータをどんなに蓄積しても、本の内容を知ることに到達できない。

脳と心の問題の設定

生物の体は階層的にできている。素粒子が原子をつくり、原子が分子をつくり、分子がさまざまな細胞内小器官をつくり、それら細胞内小器官が細胞をつくり、細胞が集まり組織や器官（たとえば脳）ができる。脳は、ニューロンの無秩序な集合体ではなく、精密な回路をもち、その回路が集まった領野は、図4―2で見た視覚経路のように複雑な構造を内包している。科学的問題にとりくむ際には、この階層的な構造の中の正しいレベルで問題を問わなくてはならない。脳と心の問題にとりくむ際にも、分子や原子のレベルで問える問題と問えない問題を区別しなくてはならない。

バクテリアのべん毛の分子構造を、超低温電子顕微鏡やX線回折などの技術で解析しているのにくらべて、錯視を見て「どう見えるか？」を問うことが、科学として、時代遅れ、アマチュアっぽいという印象をもったとしたら、それは誤りである。脳に関しても、分子レベルで調べなくてはならないこと、調べられることは山のようにある。しかし「脳が何をしているか」という問題は、ヒトや動物の行動や心理のレベルで問わなくてはならない。「脳が何をしているか」を分子のレベルで問うことは、さきほどの宇宙人と同じで、問いを発するレベルの設定を誤っている。

「脳が何をしているか」という問いと、それによって明らかになった脳の仕事を「脳がどうやって行っているか」という問いを混同しないようにしなくてはならない。「心をつかさどるニューロンをさがす」ことも、正しいレベル設定を行い、全体の構図を頭に置きながら問うことが重要である。

錯視図形に反応するニューロン

視覚系のニューロン活動を調べる研究において、視覚刺激にニューロンがどのように反応するかを調べるという観点から、「見える」という知覚との関係を調べるという観点へ一歩踏みだした記念碑的研究として、フォンデルハイト（Rudiger von der Heydt）とピーターハンス（Esther Peterhans）の１９８９年の研究がある。

彼らは、カニッツァの三角形に見られたような主観的輪郭が生じる図形をサルに見せて、V１野やV２野のニューロンの反応を調べた。これらの領野でまず、実輪郭線分に反応するニューロンの活動を記録し、そのニューロンが最も強く反応する線分の傾きを決定する。たとえば、図５−１に示したV２ニューロンは右に45度傾いた線分に強く反応し、１秒間に平均27個の活動電位を発生した（図の一番左）。次に、同じ傾きに主観的輪郭が見えるような図形をサルに示してみると、このニューロンは、平均４個の活動電位と、弱いながらも反応したのである（図の左から二番目と一番右）。ところが、刺激にほんのわずかの細工をして、主観的輪郭が見えないようにすると、このニューロンは反応しなくなった。すなわち、これらのニューロンは、あたかも物理的には存在しないが、主観的には見える輪郭に反応しているようにふるまっている。

フォンデルハイトとピーターハンスのこの研究は、描かれているものと見えるものがち

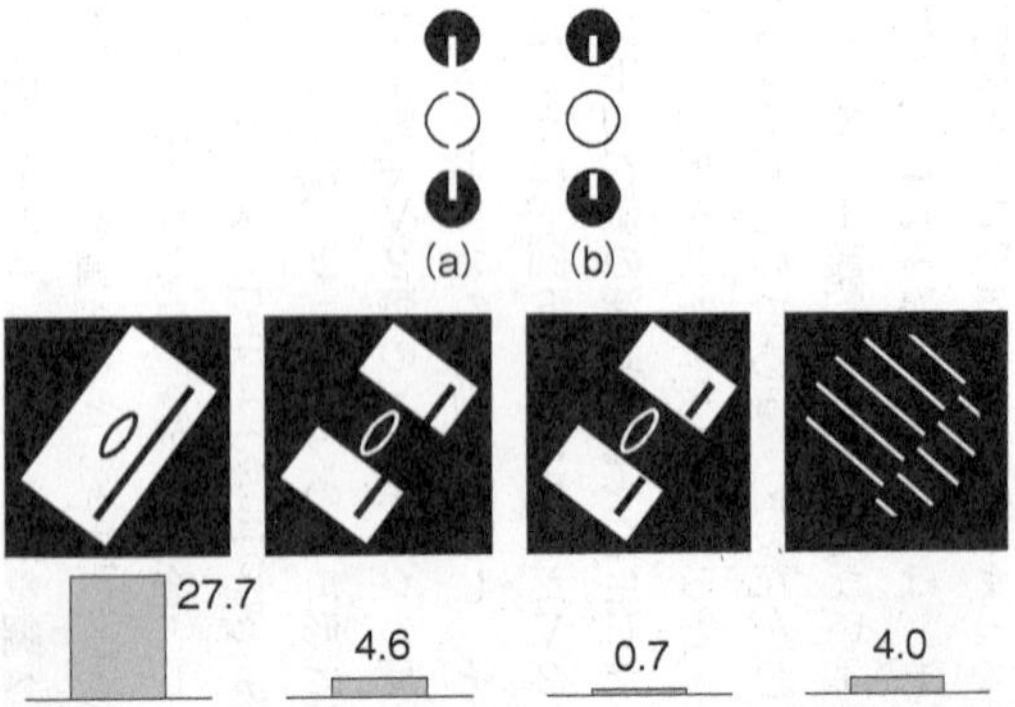

図5-1　主観的輪郭に反応するニューロン　物理的には輪郭線がないにもかかわらず、輪郭が知覚される図形がある（a）。このような図形に小さな細工をすると、主観的輪郭は見えなくなる（b）。このことを利用して、サルV2ニューロンの反応を調べたところ、主観的輪郭に反応するニューロンが見つかった。楕円はニューロンの受容野、棒グラフは反応の強さを模式的に示す。このニューロンは右に45度傾いた実輪郭に反応するが、同じ傾きの主観的輪郭にも弱いながら反応する

がうような刺激を視覚生理学研究にもち込んだ点で大きな意義をもつ。この研究は、その後、ヒトを対象にした脳機能イメージング研究やサルにおけるニューロン活動解析に一つの流れをつくった。

たとえば、ゼキは、エニグマ（英語で「謎」という意味）と呼ばれる錯視図形（口絵⑤）を利用した。この図形は、紫と赤紫でできた同心円リングとその円の間を埋める放射状の白黒パターンからなっている。この図形をじっと見ると、その紫と赤紫のリングの中に何か白っぽいきらめくようなものが見え、しかもそれが、リングの

中を時計回りや反時計回りにものすごいスピードで回って見える。すなわち、描かれているものはまったく動いていないのに、動きが知覚されるのだ。

この刺激を見ている最中の人の脳活動を計測すると、MT野（サルの大脳において、運動方向選択性ニューロンがあることが知られている領野）が活動していたのである。刺激として提示した以上のもの、つまり、心に感じる「動き」に対応した活動を見いだしたというのがゼキの主張である。

二つの目で別のものを見ることはできない——両眼視野闘争

次に、錯視図形とは別の方法で、刺激と知覚の乖離《かいり》をひきおこし、視覚意識に対応するニューロン活動を探索した画期的な研究を紹介しよう。

通常、左右の目はわずかに異なった角度から世界を見ているものの、それぞれが見る像が大きく異なることはない。だが実験的に左右の目でまったく異なる視覚対象を見るようにするとどうなるだろうか。たとえば、右目によこ縞、左目にたて縞を提示すると何が見えるだろうか。素朴な予想では、二つの縞が重なって格子模様が見えそうな気がするが、そのようなことはほとんど起きない（図5—2左）。

縞模様が小さい（たとえば、視野角にして1度四方の正方形の中に縞模様が描かれている）

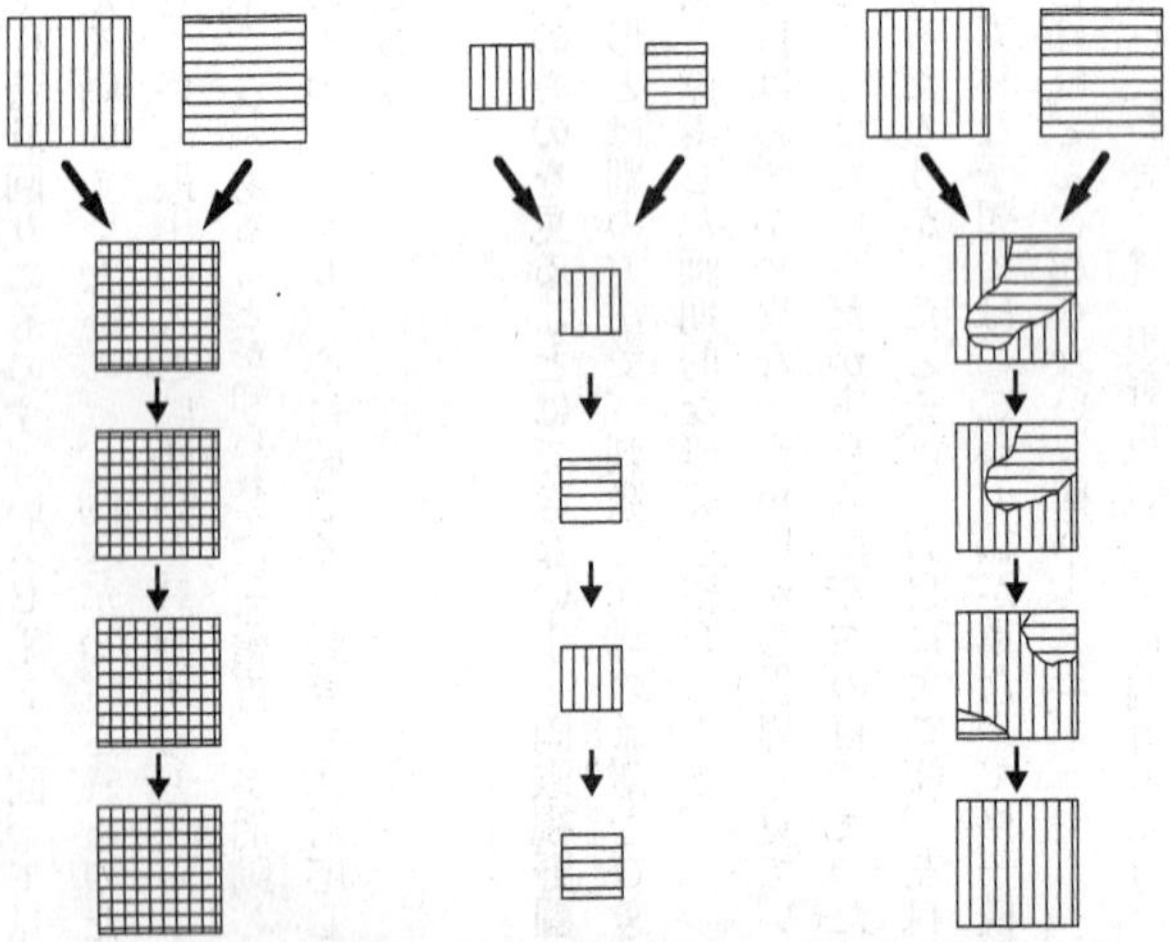

図5-2　両眼視野闘争　右目と左目に傾きの異なる縞模様を提示すると、縞模様の合成である格子模様が見えることはなく（左)、それぞれの縞模様が交替に知覚されるか（中)、または、視野の一部が片方の縞、残りの部分がもう一つの縞というように知覚される(右)。後者の場合、視野のどの部分にどちらの縞が見えるかは、時々刻々変化する

ときには、ある一瞬には、たて縞かよこ縞のどちらか一方しか見えない（図5―2中）。どちらが見えるかは一定しておらず、数秒すると、見ていた縞からもう一方の縞へと見えるものが変わる。縞模様が大きいとき（たとえば、視野角にして5度以上）には、刺激の一部分にたて縞が見え、別の部分にはよこ縞が見えるが、その位置や割合は刻一刻と変化する（図5―2右）。ある瞬間にはどちらかの縞で刺激が埋め尽くされ、しばらくするとその一角から直交する縞が現れ、今度はこの新たに現れた縞が見える領域がどんどんと増えていき、ついには刺激を埋め尽くす（図5―2右）。この現象は両眼視野闘争と呼ばれる。

両眼視野闘争を簡単に経験するには、紙をまるめて筒をつくり片目で覗き、もう一方の目の前には10～15cmぐらいの距離に手のひらを置いてみるとよい。手のひらの真ん中に穴があいて、紙筒の向こうの景色が見える。そのまま、じっと見ているとそのうち、穴の中に手のひらが現れてくる。さらに眺め続けると、ふたたび手のひらの真ん中に穴があき、紙筒から見た向こう側の景色が現れる。このような変化をうまく経験するには、紙筒の向こう側に見える景色の明るさが手のひらの明るさとあまり変わらないようにしなくてはいけない。紙筒の向こう側が手のひらにくらべてずっと明るいときには、手のひらには穴があきっぱなしで向こう側の景色が見え続ける。

この奇妙な知覚現象の重要な点は、両目の網膜に投影されている視覚刺激像には何の変化も起きていないのに、見えるものが時間とともに変化することである。これは、ニューロンの活動がどう知覚の生成に関与するかを調べようとする実験的研究にとって、とても有効な道具である。なぜならば、ここでは、視覚刺激と知覚が乖離しているからである。

第4章で見たように、視覚皮質の中には刺激のさまざまな側面に選択的に反応するニューロンが存在するが、そのような活動が、刺激のある特定の物理的パラメータ（たとえば、光の波長）を情報処理していることと、その刺激パラメータに由来する知覚（この場合、色の知覚）に貢献していることとは、考え方のうえでは区別しなくてはならない。実験的に調べてみれば、両者は合致しているのかもしれないし、別の過程であるかもしれない。両眼視野闘争は、その関係を問うのに適している。

知覚の成立に直接関与しているニューロンは、視覚刺激がまったく変化しないこの状況下であっても、知覚の変動に伴い、もしくは知覚の変動に先立ち、活動を変化させるはずである。一方、視覚刺激の処理にかかわっているが知覚の生成には直接的に貢献していないニューロンは、知覚の変化に伴う時間変化は示さないはずである。

このアイデアを最初に提唱したのは、私の知る限りでは、オルマン（MT野の発見者としてすでに紹介した。110ページ）である（オルマンといえば、彼の自宅に招かれた日のことが忘れられない。大学から一緒に彼の家に行き、ダイニングルームに入ると、そこには五、六匹のマーモセットやタマリンなどの小型サルが好き放題に飛び回っていた。彼がそれらを一匹ずつケージに移すと、野性味あふれる香り漂う中で夕食が始まった）。さて、それから数年を経て、ロゴセーティス（Nikos Logothetis）が、このアイデアを実行に移し始めた。そのうちの一つ、彼がこの方法をSTS野の顔ニューロンの解析に適用した例を紹介しよう。

顔の知覚と相関するニューロン活動

彼はまず、サルの左右の手にそれぞれレバーを握らせ、顔写真を見たときには左のレバーを引き、顔以外の視覚刺激を見たときには右のレバーを引くように訓練した。また、顔とほかの視覚刺激を重ねた図形を見たときには反応しないように訓練した。このときには、右目にも左目にも同じ画像を示しており、サルは提示された画像をふつうに知覚している。

このような訓練が完了したあとに、今度は、サルの片目に顔の画像を、もう一方の目には幾何学模様を提示する。そうすると、サルは、あるときには左レバーを引き、しばらくすると今度は右レバーを引き、またしばらくすると左レバーを引くというような行動を示した。ロゴセーティスらはいくつかの実験や解析を行い、このときサルがヒトと同様に両眼視野闘争を体験しているという証拠を得た。ある瞬間には顔を知覚し別の瞬間には幾何学模様を知覚していることを、左右のレバーをそれぞれ引くことで実験者に伝えているの

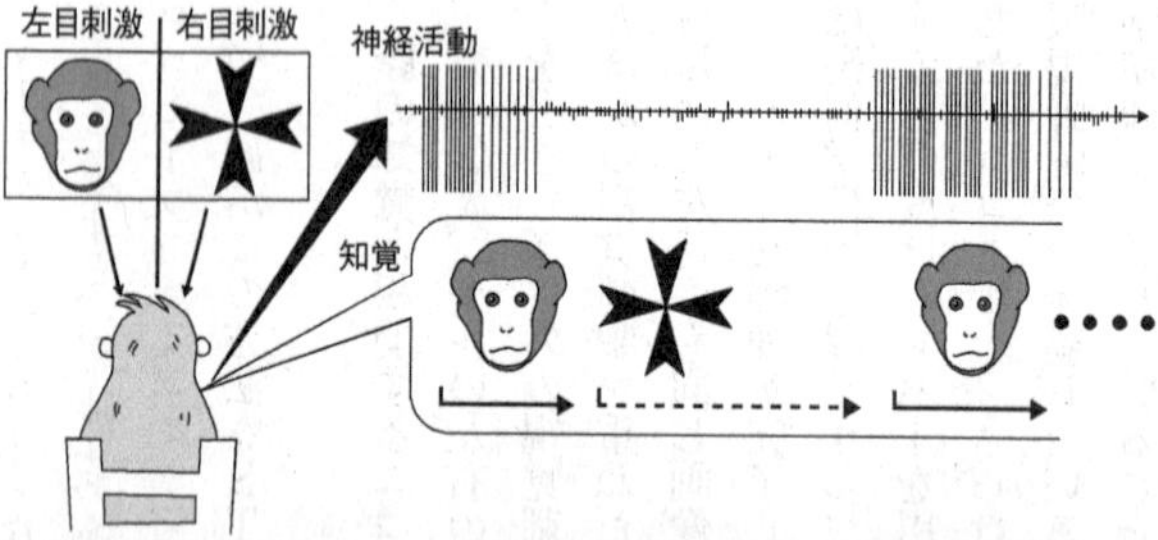

図5-3　ロゴセーティスの実験　顔の像と幾何学模様の間の両眼視野闘争が起きているときの顔ニューロンは、サルが顔を知覚していると報告する直前から活動を始め、サルが幾何学模様が見えると報告する直前に活動を停止する

だ（図5—3）。

STS野の顔ニューロンは、両目に提示した幾何学模様にはほとんど反応しないが顔刺激には強い反応を示す。それが顔ニューロンの定義であり、そのようなニューロンを選んで解析している。この反応は顔刺激を両目に提示している最中ずっと持続している。一方、片目に顔、もう一方の目に幾何学模様を提示したときには、顔ニューロンの反応は一定しておらず、活動を高めたり下げたりするという奇妙なふるまいを見せた。

この活動の変化と、サルのレバー操作による知覚判断との時間関係を見てみると、顔ニューロンは、サルが「顔が見えた」とレバー操作で答える数百ミリ秒前から活動を始め、レバーを引いている間ずっと活動を続け、サルが今度は「幾何学模様が見えた」と右レバーを引いて答える数百ミリ秒前には活動を消失させた。このことは、STS野の顔ニューロンの活動は、顔の視覚像の解析にかかわっているというよりも、「顔が見える」という心のできごとに対応していることを示している。

STS野の顔ニューロンの90％以上がこのような活動を示したという。同様の実験を、V1野、V4野、MT野など、視覚経路の前段の領野で行うと、知覚に対応した活動を示すニューロンは少数であり、多くのニューロンは視覚刺激そのものに依存した活動を示した。この実験結果は、大脳皮質の情報処理過程の後半に進むほど、知覚に対応したニューロンが現れることを示している。

意識の神経相関

このように網膜に投影された刺激像だけでは説明できず、心の中で生じている「主観的見え」を考慮して初めて説明がつくようなニューロン活動は、「意識の神経相関（neural correlate of consciousness）」と呼ばれる。神経相関という言葉は、それだけでは何を意味しているかよくわからないのでよい訳語ではないのだが、適切な言葉がなく、すでに一部の人びとの間では定着し始めてしまっている。相関というのは二つのできごとの間に関係があるということであり、ここでは、「相関をもったもの」という意味で使われている。

動物やヒトが「見える」と思ったときには上昇し、「見えない」と思ったときには下降するという点で、この神経活動は心の動きと相関しているのである。

フォンデルハイトとピーターハンスの実験は高い意義をもっているものの、彼らが見いだしたものは、厳密には、意識の神経相関ととらえることはできない。なぜならば、ほんのわずかであり、しかも、調べているニューロンの受容野の外ではあるが、刺激に小さな線分を加えるという細工をしているからである（図5―1a、bを参照）。V2ニューロンの反応は、ないはずの輪郭の見えに対応していたというよりは、刺激を構成する「部品」の布置に特異的な反応をしていたと解釈できるのである。一方、ロゴセーティスの実験の場合は、刺激は常に一定である。にもかかわらず、知覚が変動し、それとつじつまが合うようにニューロンも活動を変化させたのである。

ロゴセーティスらの両眼視野闘争の研究は、しかしその後、あまり進展しなくなった。才能あふれる彼が、サルにｆＭＲＩを適用する技術の開発やそのほかいろいろな研究で華々しく活躍するのを見るにつけ、なぜ、彼や彼の後継者たちが、このすばらしい研究にもっとエネルギーを注がないのかがふしぎに思えるほどであった。

ある日、ロゴセーティスとともにＳＴＳ野の実験を行ったシェインバーグ（David Sheinberg）とバーで出会うことがあったのでこの疑問をぶつけてみると、理由は二つあった。第一は、この一連の研究においてさまざまな対照実験や補助実験を積み重ね、サルが正直に「見えていると感じている」ものが顔であるか顔でないかを答えているという証拠を積み上げているのだが、そこを厳密につめることができないので、彼らの主張を信じてくれない人がたくさんおり、がっかりしているというものだった。実は、これは予想された答えである。すでに指摘しているように、自分以外の人や動物が何を感じているかを外から計測できないのである。ヒトが被験者の場合には、感じていることを言葉で報告してもらい、動物の場合には行動で報告してもらう以上のことはできないのである。

もう一つの理由は、ちょっと意外だった。それは、この実験を行うためのサルを訓練することが著しく難しいということである。両眼視野闘争は、刺激が与えられてすぐに起きる現象ではない。じっと刺激を見続けているとようやく起きることであり、しかも、知覚の交替が何回か起きるためには、何十秒も刺激を見続けなくてはいけない。

視覚の実験のほとんどにおいて、視覚刺激を提示するコンピュータ・ディスプレイの中央に小さな点が示され、サルはそれを1秒とか2秒とか注視するように訓練されている。その間に、調べているニューロンの受容野に刺激を提示するのだ。この1〜2秒の注視はサルに比較的容易に訓練できるのであるが、10秒、20秒、30秒となると、とてつもなく難しいのである。

知覚意識をつかさどるニューロンの条件

知覚意識をつかさどるニューロンの候補が満たすべき条件は何であろうか。ニューサム(William Newsome)とパーカー(Andrew Parker)は、1998年に発表した論文「感じることと単一ニューロン——知覚の生理学を探る」の中で、その条件について考察した。彼らが提唱するその条件とは次の七つである。

①ニューロンの反応と知覚している個体の反応を直接比較できる方法で計測し解析しなくてはならない。

②問題となっているニューロンは、その個体が行っている知覚課題を行うのに関連した情報を伝えていなくてはならない。すなわち、その知覚課題遂行のために必要な刺激属性に対して刺激選択性をもたなくてはならない。

③候補ニューロンが示す刺激選択性は、個体の行動の正確さを説明できる、安定したものでなくてはならない。

④同じ刺激を提示したときに起こる候補ニューロン群の活動の変動から、個体の知覚判断(の変動)を予測できなくてはならない。

⑤候補ニューロン群の活動を電気刺激、化学刺激などの方法で直接に操作したときに、

個体の知覚刺激に対する反応に変化が現れなくてはならない。

⑥候補ニューロンの活動パターンは、動物が知覚内容をどのような運動応答で報告したかに依存して変わってしまうものではならない（手でレバーを引こうとも、視線の方向で答えようとも活動パターンの本質が変わらない）。

⑦候補ニューロンを一時的、もしくは、永久的に取り除いてしまえば、問題としている知覚応答に障害が現れなくてはならない。

最初の項目は、ニューロンが満足すべきというよりは研究者が守らなくてはいけない条件になっている。②は条件というよりも、手がかりの第一歩という感じである。重要な検討課題は③〜⑦の項目である。これらの条件は、単一のニューロンに神経相関を求めるという前提に立っているので、このうちのどれかを満足しないからといって、必ずしも、調べているニューロンが知覚意識にかかわっていないという結論をだすことはできない。たとえば、知覚意識が成立するためには、多数のニューロンの協同的働きが必要である場合、その構成ニューロン一つひとつは上記の条件のどれかをすりぬけるかもしれないからだ。

MT野と運動方向知覚

大脳皮質視覚野のニューロンがある特定の知覚に実際に貢献しているかどうかという検討を、前述の条件にそって行い成功している研究例を、ニューサム自身の研究から紹介しよう。MT野の運動方向選択性ニューロンが、視覚対象の運動方向の知覚に関与しているかどうかを検討した研究である。

サルは眼前のテレビモニタの中央に現れる小さな点をじっと見るように訓練されている。サルがその点を注視すると、画面の一部に、ちらちらと無秩序に動く無数の小さな点の集まり、ダイナミックランダムドットパターンが提示される。番組の映らないテレビ画面に現れてくる白黒の砂嵐パターンを円形にくりぬいたような刺激である。このような刺激は、そのままでは、点がばらばらに動いているだけである。しかし、ドットのうちの何%かを一定方向に動くようにしてやると、その動きの方向を知覚し、判断することができる。ドットすべてが一定方向に動けば、もちろん、即座に運動方向がわかる。

動くドットの割合を少しずつ減らしていくと、運動方向の判断は徐々に難しくなる（図5—4）。ヒトでもサルでも、このような刺激の運動方向に非常に敏感である。刺激にもよるが、通常、ドットの5〜7%が同じ方向に動いていれば、その方向を正しく判断することができる。

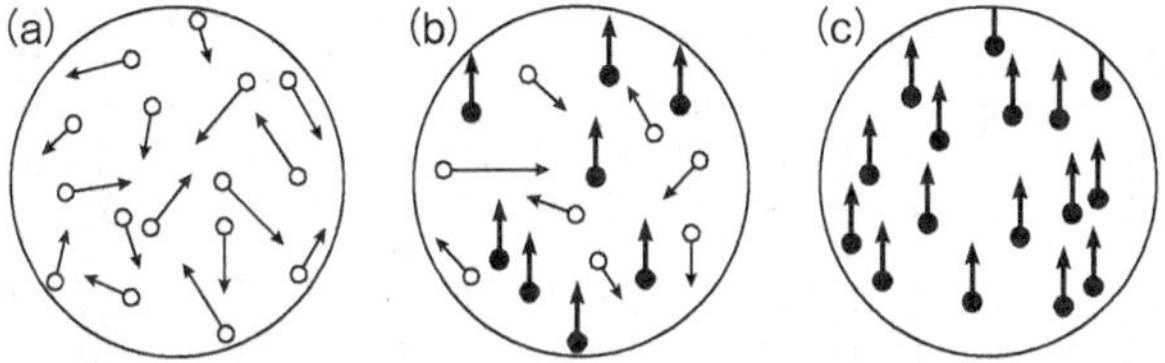

図5-4　ニューサムの運動刺激　(a) では、すべてのドットが無秩序に動いている。そのうちの一部（たとえば半数）のドットが上に動いたり (b)、すべてのドットが上に動いたりすると (c)、画面の中に一様な動きがあると知覚される。この図では、わかりやすくするために、同じ方向に動くドットは黒く示してあるが、実際の実験ではすべてのドットは同じ明るさをもっている。同じ方向に動くドットの割合を調節することで、運動方向の知覚判断の難易度を調節することができる

ニューサムたちは、サルのMT野の一部を局所破壊すると、破壊した部位に対応する視野に提示した刺激の運動方向の判断がうまくできなくなることを示した。別の視野位置に提示した刺激の運動方向判断は影響を受けなかった。また、破壊対応視野において、刺激がどのくらいの明るさなら気づくことができるかを調べたところ、この能力はMT野の破壊によって影響は受けなかった。これらの結果は、この刺激中のドットの運動方向を知るためにMT野が必要であることを意味している。

次に、彼らは、この行動課題を行っている最中のサルのMTニューロンの活動を記録してそのふるまいを調べた。同じ方向に向かうドットの数が減ってくるとサルの判断は、あるときは正解、あるときは誤りと、不確かになってくる。

がでる。

同様にMTニューロンの反応も試行ごとにふらついてくる。たとえばある試行では刺激に対して7発の活動電位を発生し、別の試行ではまったく同じ刺激に対して11発の活動電位がでる。

サルが正解する試行と不正解の試行の間でデータを比較してみると、まったく同じ刺激を見せているにもかかわらず、MTニューロンの反応の強さはわずかではあるがちがっていた。サルの判断とニューロンの反応の間の関係を調べてみると、たった1個のMTニューロンのふるまいが、サルの運動方向判断の感度やふらつきなどをかなりの程度、説明することが判明した（この実験に使われた解析については第6章で述べる）。

こうして、MTニューロンの活動はサルの運動方向判断の感度を説明するに足る情報を含んでおり、しかもその活動の試行間変動はサルの知覚判断と相関することが示され、そのうえにMTニューロンがこの運動方向判断には必要であることが示された。

残った重要な検討は、MTニューロンを人為的に活性化したときに、サルの運動方向判断に変化を引き起こすことができるかである。このテストは、MTニューロンの活動がサルの運動方向判断に因果的にかかわっているかどうかをさらに推し進めて検討する重要なものである。

V1野に方位選択性コラムがあるように（図4—8参照）、MT野では同じ運動方向に反応するニューロンが集まってコラム構造を形成している。たとえば一つのコラムの中には、視覚刺激が上に動いているときに活動するニューロンが集まり、そのとなりには、視覚刺激が右斜め上に動くときに活動するニューロンが集まっている（図5—5）。

ニューサムらはMT野のこの構造を利用した。彼らは、一つのコラムの中心部分に電極を刺入し、その先端から弱い電流を流すことで、そのコラムに含まれる同じ運動方向に反応するニューロン群の活動をいっせいに活性化した。すると、サルの運動方向判断が、そのコラムのニューロンが反応する運動方向にずれることを見いだした。すなわち、MTニューロンの活動の人為的操作がサルの課題遂行能力に変化をおよぼすことを示したのであ

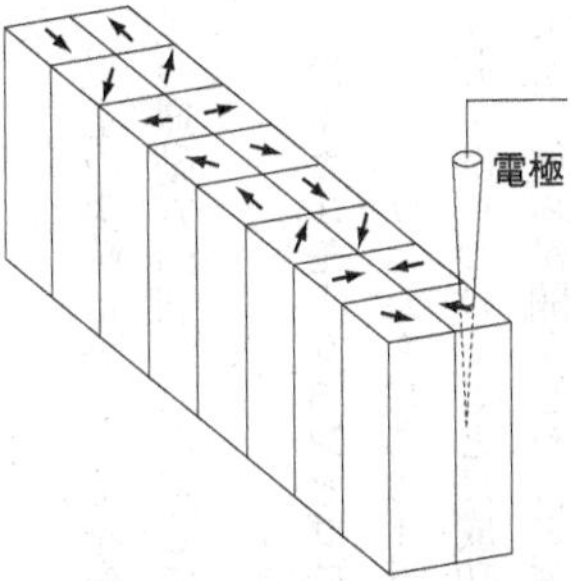

図5-5　MT野のコラム構造
MT野においては、ニューロンがその反応する刺激運動方向にしたがって、柱状の構造（コラム構造）を形成している。一つのコラムの中のニューロンは同じ方向に動く刺激に反応し、となりのコラムのニューロンはわずかに異なる方向に動く刺激に反応する。そのようなコラム一つの中心部に電極を配置し、微小な電流を流すことで、同じ運動方向の処理にたずさわっているニューロン群だけを活性化することができる

る。

以上の実験結果すべてを総合すれば、MTニューロンの活動が、図5―4に示す視覚刺激の運動方向判断に貢献していることの強い証拠になっていると考えられる。

ローカルモーションとグローバルモーション

ニューサムたちはこのようにして、MTニューロンの活動と視覚刺激の運動方向の知覚を強く関係づけることに成功した。このすばらしい成果に対して、ニューサムらはあくまでも、彼らが開発した行動課題（図5―4）における運動方向判断にMT野が重要であるという立場を当初から崩していない。外野から見ていると、ゼキの研究などのイメージング研究、MT野に関する電気生理学的研究の山のような蓄積、MT野損傷患者が運動盲になることなどを総合して考えれば、MT野は視覚刺激の運動の知覚すべてにかかわっているといってもよいように思えた。

ところが、なかなかそうは問屋がおろさないようである。ニューサムとともに上記の研究をしていたモブション（Anthony Movshon）が、2006年、大阪大学で開催したシンポジウムにやってきて、MTニューロンの活動と人間が示す運動方向識別の心理学的性質の間に決定的なくいちがいがあることを発表して、私たちを驚かせた。

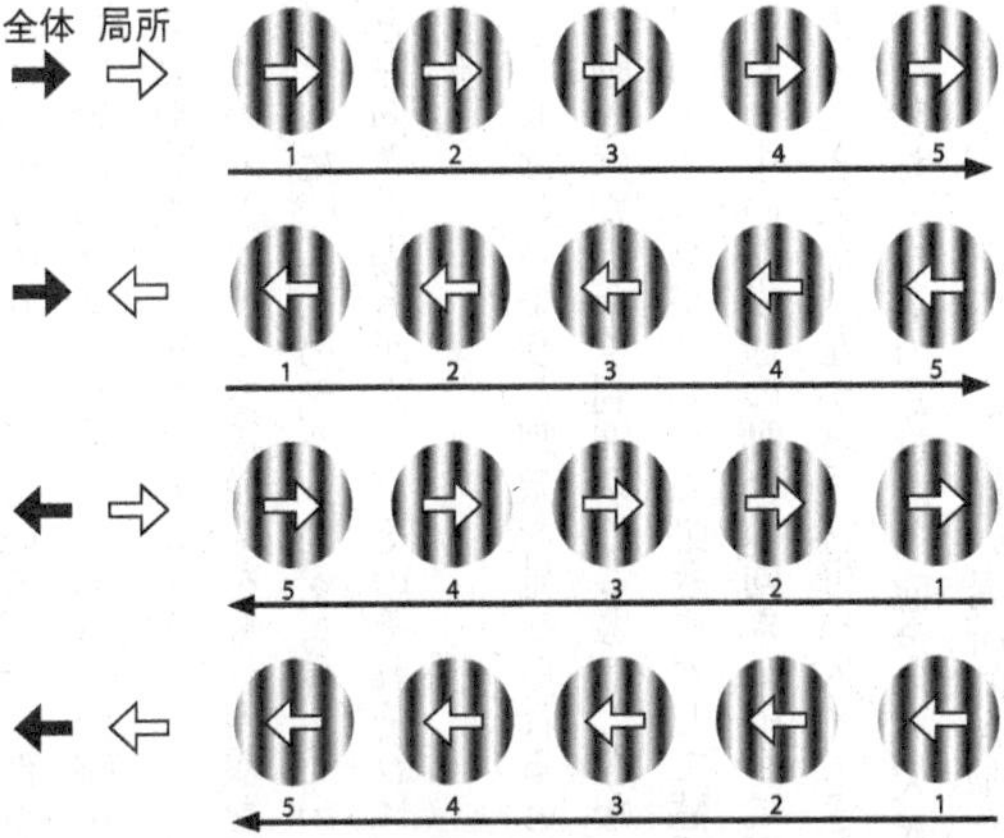

図5-6　モブションの運動刺激　円盤の位置を1から2へ、2から3へとジャンプさせると、円盤全体が動いたように見える（全体の動き）。個々の円盤に左または右にドリフトする（局所の動き）縞模様をいれると、ヒトは全体の動きの向きは明確にわかるのに、局所の動きの方向を弁別することはできない

コンピュータモニタ上に、円盤状の視覚刺激を、ある一瞬に一つだけ提示する。次の一瞬に別のところにその同じ刺激を提示すると、刺激が最初の場所から次の場所へ移動したように感じられる。このような動きの知覚のことは「見かけの動き」または「仮現運動」(apparent motion）と呼ばれる。刺激の位置の移動を水平直線上の何ヶ所かで行えば、この刺激が右から左へあるいは左から右へと動いたように知覚される。

モブションの実験では、この円盤の一つひとつが白と黒の縞模様になっていて、個々の円盤の中でその縞が左から右または右から左に動く（ドリフトする）ようにした。これはたとえば、紙に円盤型の穴があいていて、その紙の向こう側で、縞模様の描かれたもう一枚の紙を左右に動かしたような感じである。円盤が一個であれば、もちろん、その縞が右か左のどちらに動いたかは簡単にわかる。

このドリフトする縞模様をもつ円盤を用いて、見かけの動きをつくると、図5－6に示すように、四つの場合が考えられる。円盤の全体の動き（見かけの動き）が右向きの場合と左向きの場合があり、そのそれぞれに、円盤の中の縞が右に動く場合と左に動く場合がある。

ヒトはこのような刺激を見せられると、全体の動きはわかるものの、円盤の中の縞模様の動きはまったく判別することはできない。ところがこのような刺激をサルに見せて、MTニューロンがどちらの動きに対して感受性をもつかを調べてみると、MTニューロンは円盤の中の縞模様の動きの向きに応じて反応を変化させるが、円盤全体が右から受容野に入ってきたか、左から受容野に入ってきたかにはまったく感受性をもっていなかったのだ。すなわち、ヒトの知覚は円盤全体の大きな動き（グローバルモーション）に感受性をもつものの、円盤内の縞模様の局所的な動き（ローカルモーション）を感じることはできず、一方、サルのMTニューロンは正反対に、ローカルモーションに感受性をもつが、グローバルモーションの方向には頓着しないのである。

ＭＴニューロンの特性が「動きの知覚」のすべてを説明するのではないことを明快に示した実験結果であった。

意識下の知覚

この章で述べたニューサムの運動方向知覚の実験や第6章で紹介する両眼奥行き知覚の研究においては、視覚刺激の運動方向や奥行き位置をヒトやサルに区別（弁別）させて実験を行っている。そして、弁別判断と相関するニューロン活動を、運動方向や奥行きの知覚の神経相関の候補であるとしてきた。このロジックには、「刺激の区別ができたときには被験者は刺激をちゃんと知覚している」という前提が入っている。

しかし、盲視やグッデールの実験（図2―10参照）は、弁別ができたとしても、必ずしも、被験者は刺激を主観的に知覚できていないということもありうることを示している。さらに、かなり高等な弁別課題をこなしていながら、「見える」という主観経験を伴わない「意識下の知覚（unconscious perception）」という現象を示した実験が少数ながら存在する。たとえば、ある実験では、被験者がモニタ上に提示された単語（たとえばhintという語）を「見える」と感じていないにもかかわらず、数秒後に提示された複数の単語の中から、その単語と類似の形をした単語（hind）を選んだり、意味が近い単語（clue）を選んだりできることが示されている。

「ものが見える」という主観的体験に対応するニューロン活動の探索には、今後、弁別課題ではなく検出課題をとり入れていく必要がある。

この章のまとめ——知覚形成プロセスにかかわるニューロン

視覚であれ、聴覚であれ、嗅覚であれ、脳の中で感覚刺激の処理にたずさわるニューロンが存在することは、神経生理学の歴史のごく初期から示されてきた。感覚刺激に関する情報がどのように脳の中で処理され、変換されるかは、過去もそして今も大きな研究課題である。

しかし、刺激処理のプロセスにかかわっているニューロン活動から、その処理の結果生じている知覚に対応したニューロン活動を分離しようと試みる研究の歴史は新しく、1980年代後半から始まった。そのいくつかの成功例をこの章では紹介した。それらの研究ストラテジーは、基本的には二つに分けられる。一つは刺激として提示されたものと知覚されたものがちがうような現象（錯覚）を利用することである。もう一つは、同じ刺激を提示しながら、知覚が一定しないような条件（両眼視野闘争や心理閾《いきち》値近傍）でニューロン活動を調べることである。

ＭＴニューロンと運動知覚との関係を追究した一連の研究は、その中でも最も成功し、深く追究できている例である。しかし、その例でさえも、ＭＴニューロンの活動では説明できない運動知覚の性質が明らかになった。運動知覚とひと言でまとめている現象の中に異なったプロセスがあることを、この事実は示している。「心の単位」を決定することは容易なことではなく、より精密な理解へ向けて今も研究が進んでいる。

ニューサムらの実験の成功には大きな幸運があった。たとえば、ＭＴニューロンの局所電気刺激により、サルの奥行き知覚の報告を変化させることができた実験の成功の大きな秘密は、ＭＴ野がコラム構造をもっていたことである。となり同士のニューロンがまったくちがう刺激運動方向を伝えるような構造（分散地図、１１８ページ）になっていたら、電気刺激はいろいろな性質をもつニューロンを活性化してしまうため、この実験は成立しなかった。

さらに、この実験においてはニューサムたちが勝手に選んだ時間配列の電気パルスによってサルの知覚に影響をおよぼすことができた。このことは、この領野からの出力情報において活動電位の時間パターンが重要な意味をもっていないことを示している。しかし、脳の中のどこでもこのようなことが起きているという保証はない。ほかの視覚領野でニューサムらの実験と同様の実験が成功するかどうかは、その領野でどのような地図表現を行っているか、情報をどのように符号化しているのかなどの要因に依存する。

第6章——二つの目で見る

第5章では、知覚現象を担うニューロンの同定の試みをなるべく多くの異なった現象や証拠にもとづいて紹介し、そのかわり細部にはあまり立ち入らずに話を展開した。この章では、「心をつかさどるニューロン活動を求める」という目標はそのままに、話題を一つにしぼり、できるだけ深く吟味しよう。トピックスは、「両目で見る世界が立体的に見える」という知覚である。

この知覚を支える脳内メカニズムは近年、急速に明らかにされ、脳と心の関係を考えるうえでの貴重な材料を多く含んでいる。私自身がこの分野の研究に過去10年かかわり、この分野の紆余曲折やそこで起きたドラマを知っているので、それを織り込みながら、ニューロンレベルで知覚を説明しようという研究努力がどのようなものかを具体的に紹介したい。

片目では不十分

第3章で述べたように、一つひとつの視細胞は視覚刺激の奥行きに関する情報を伝えることはできない。しかし、網膜に含まれる視細胞全体を考えれば、その活動の中には、見ている世界の奥行き構造を推定するのに役に立つ情報が多く含まれている。見ている物体の陰影、ハイライト（光が物体に当たって輝いている部分）、テクスチャー（物体や情景に含

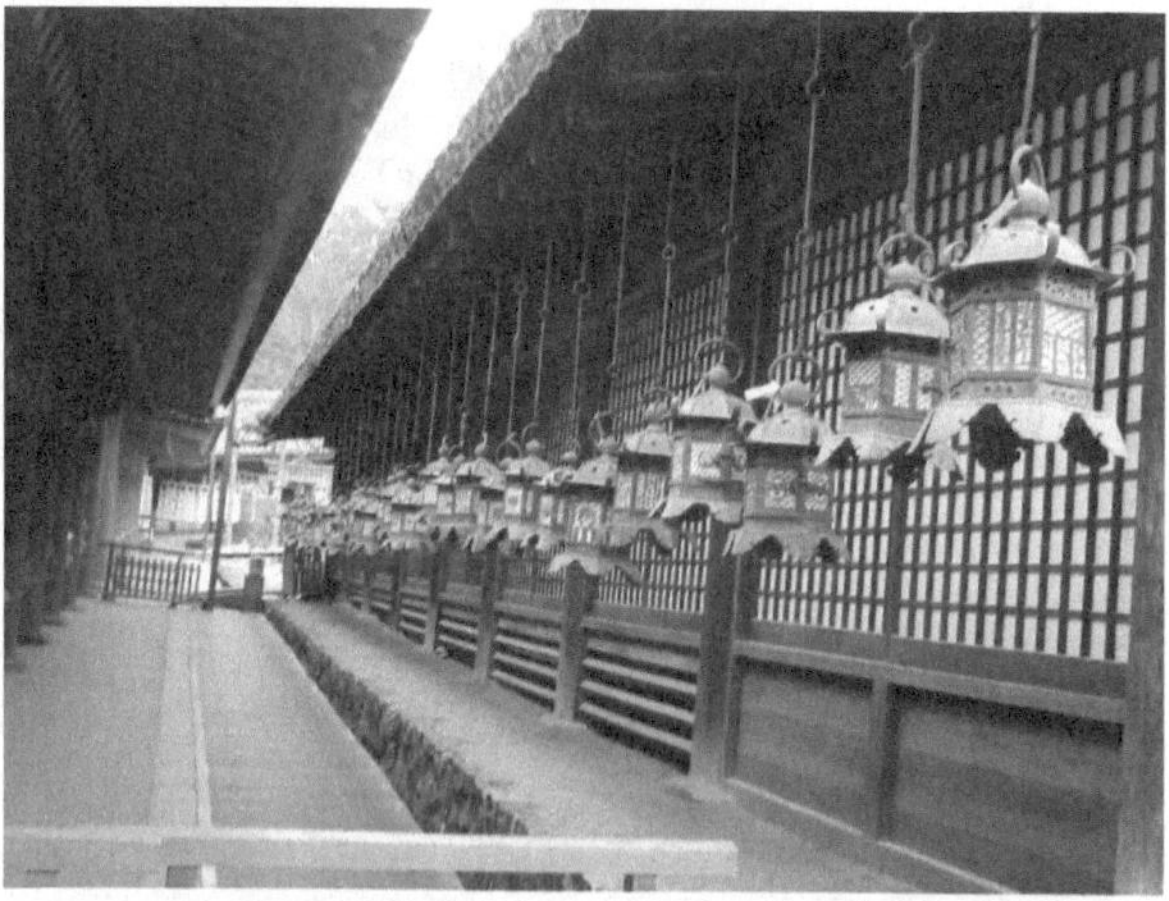

図6-1　単眼性奥行き情報　春日大社境内の風景。この写真にはさまざまな単眼性奥行き情報が含まれており、強い奥行き感を感じることができる

まれるくり返しパターン)、輪郭の形や端点・接合部に関する情報などであり、これらは見ているものの奥行き構造を知るための有力なてがかりとなる。たとえば、遠くのものは近くのものより、小さく、つぶれ、そしてぼやけて見える。また、手前の物体の輪郭は見えるが奥の物体の輪郭は手前の物体にさえぎられ見えない。輪郭の接合部にはT字型が生じ、T字のよこ棒にあたる輪郭部分は手前の物体に属する。図6―1のような情景には、これらのてがかりが数多く含まれており、奥行きを強く感じることができる。

ダ・ヴィンチ（Leonardo da Vinci：レオナルド・

1452~1519年）の有名な作品『最後の晩餐』には、線遠近法のほかにも、上であげたてがかりのほぼすべてが活用されている。これらの情報は片目で見ても得ることができ、「単眼性奥行き情報」と呼ばれる。事実、片目で見る世界も十分に三次元的である。

しかし、単眼性奥行き情報だけでは困ったことが起きる。一つの網膜像をつくりうる三次元構造が一つではなく複数あるからである。図3—1の足あとの写真を思いだそう。この写真のような「明るさの分布パターン」を示す構造は、足あと型にくぼんだ構造と足あと型にもりあがった構造の二つがあり、そのどちらであるかを脳が決めかね、ふた通りに見えてしまうのだった。

ではどうして、浜辺で見る本物の足あとは、常にひっこんで見えるのだろうか。それは、実際の足あとには三次元構造を決定するための視覚てがかりがもう一つあるからである。

左右の目は異なる角度から世界を見ている

私たちの二つの目は左右に6~7センチずれた位置から世界を見ているので、左右の目で見る世界の像はわずかに異なる。個々の物体の像は、その奥行き位置によってずれの大きさが異なる。

このことは簡単な実験で確かめることができる。左右の人差し指を顔から異なった距離に一直線上にたて、両目で近いほうの指を注視する。そして、交互に片目ずつ閉じてみる。遠いほうの指が近いほうの指の左右に交代に現れるのが見えるであろう。遠いほうの指のさらに向こう側にあるものは、さらに大きく左右に動いて見える。この左右の目における網膜像の水平方向の位置ずれを「両眼視差」と呼ぶ。脳は、両眼視差を利用して見ているものの奥行きを決定し、奥行き知覚を生む。この能力が「両眼立体視」である。両眼立体視は、左右一対の網膜による視野の二次元表現から、脳が外界の三次元構造を再構成する過程と考えることができる。

片目を閉じてまわりを見ておいて、次に閉じていた片目を開けると、その瞬間に、それまでにはなかった明白な立体感が生まれる。その立体感こそ、両眼立体視の脳内過程がつくりだした産物である。砂浜に刻印した本物の足あとを見ているときには、網膜像には、ひっこんでいることによって生じる特有の両眼視差が生じており、それにもとづいて、脳は、足あとはひっこんでいるのであってでっぱっているのではないことを、まちがうことなく決定する。

それに対して、写真に撮った足あとは右目にも左目にも同じ網膜像を与え、両目で見てはいるものの、脳が利用できるものは写真に含まれる単眼性奥行き情報だけとなり、ひっこんでいるのかでっぱっているのかを決定できないのである。

両眼視差

両眼視差が生じる幾何学を具体的に説明しておこう。今、たとえば、窓ガラスにとまっている一匹のハエをじっと眺めているとする（図6—2）。網膜において視細胞は中心窩《ちゅうしんか》と呼ばれるところに高密度で分布しており、そこを使うことで一番高い視力でもって、ものを見ることができる。ものを注視するときには、眼球が回転し両目の角度を変え、中心窩にハエの像ができるようにする。この眼球の回転運動は輻輳開散《ふくそうかいさん》運動と呼ばれる。

このとき、もう一匹のハエが飛んできて、同じガラス窓にとまったとする。一匹目のハエを注視し続けたとき、二匹目のハエの網膜像は、左右の目において、同じ方向に同じ距離だけ中心窩からずれた位置に投影される。左右の網膜像を、中心窩を原点として合わせて比較すると、二匹目のハエの像には両目の間で位置ずれはない。この状態を両眼視差が0《ゼロ》であるという。逆にいえば、両眼視差が0であれば、二匹目のハエは一匹目のハエと同じ奥行き位置にいる。

しかし、二匹目のハエが、ガラスの手前でホバリングしているとすると、その網膜像は左右の目で反対方向に移動して投影される。ガラスの奥でホバリングすると、網膜像の移動方向は逆向きになる。その結果、左右の網膜の間で像には位置ずれが生じる（図6—2下段の中央と右）。ものが手前にあるときに生じる両眼視差のことを「交差視差」、奥にあ

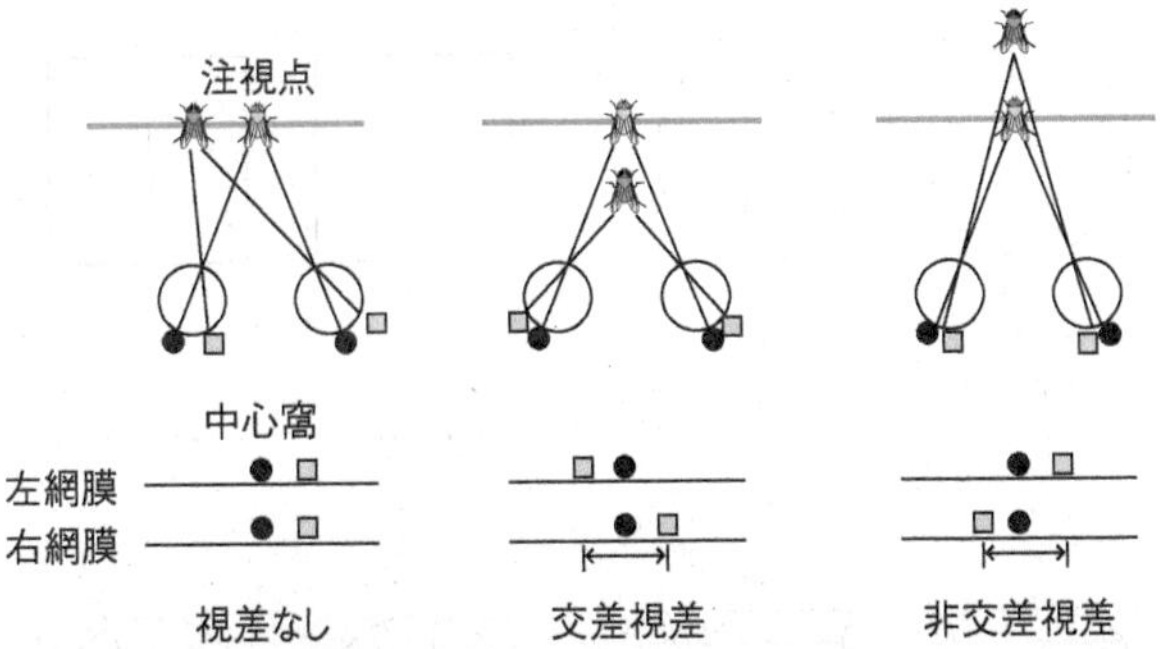

図6-2　両眼視差とは？　注視点とは異なる奥行きにある物体は、左右の網膜の上で異なった位置に像を投影する。左右の目における網膜像のこの微小なずれ（両眼視差）は、奥行き知覚を生み出す重要な視覚てがかりである。簡単のために、窓ガラスは平板としているが、実際には両眼視差が0である面は曲面である

るときに生じる両眼視差のことを「非交差視差」という。

両眼視差の大きさは、度（°）という単位を用いる。一度交差視差をもつ視覚対象は、1メートル先に注視したときに、その注視面より21センチ手前に位置することに対応する（両眼間距離が、6・5センチの人の場合）。両眼視差は、脳が網膜像から奥行き構造をあいまいさがなく復元するのに役立つだけでなく、正確な奥行き知覚を与える定量的なてがかりである。

このように、脳は、両眼視差を左右の網膜から送られてきた情報にもとづいて計算することで、物体の奥行き位置を知ることができる。実際、そのようなことが起きていることは、ステレオグラムという平面図

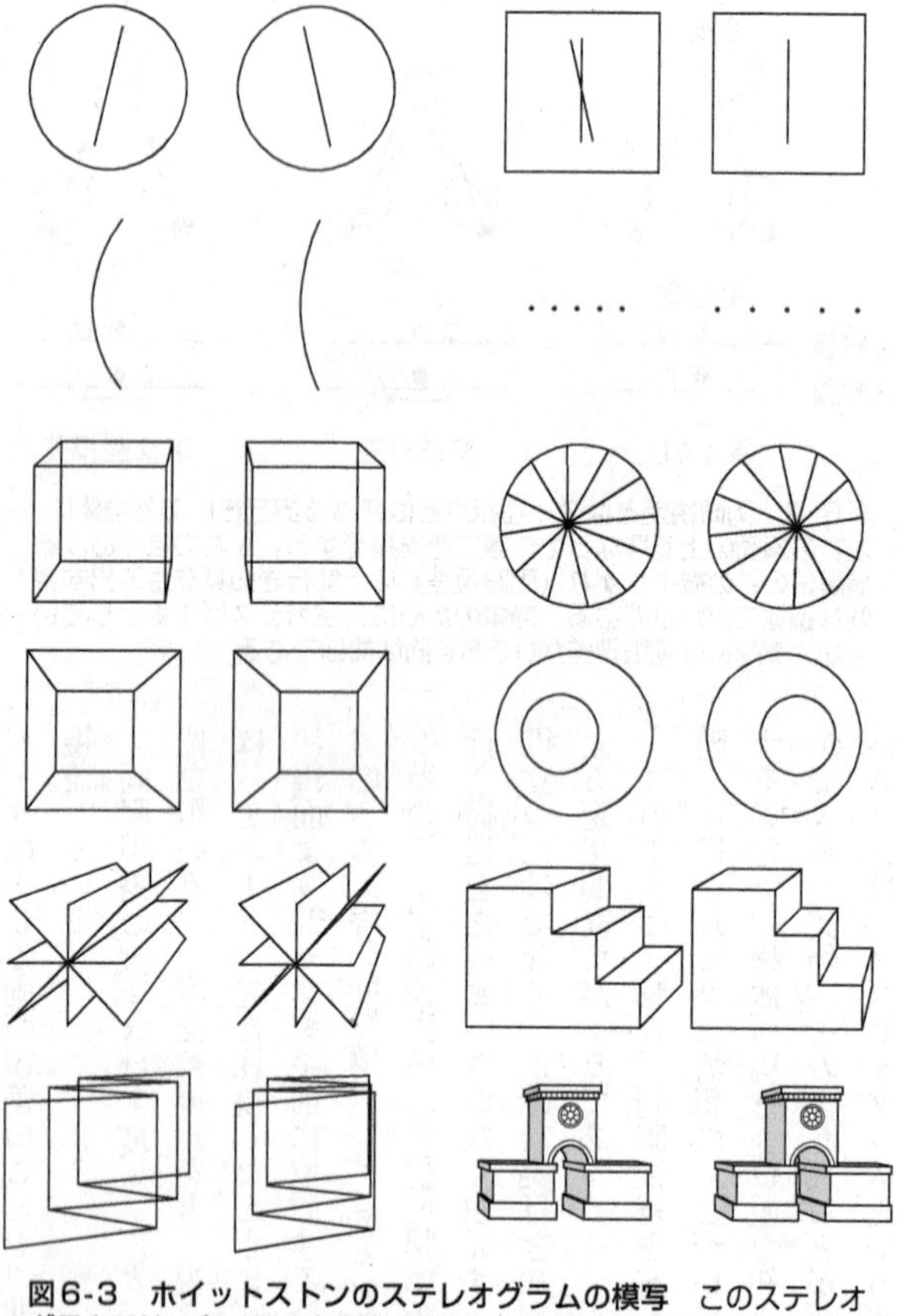

図6-3　ホイットストンのステレオグラムの模写　このステレオグラムでは、各ペアの左図を右目で、右図を左目で見ることで立体感が得られるようにしてある

形を見ると奥行き感を伴った立体構造が見えることから明らかである。ステレオグラムとは、位置や形がわずかに異なる図形の一組のペアで、それぞれを左右の目で見るような視覚刺激のことである。図6—3は、今から二世紀近く前、1838年にホイットストン(Charles Wheatstone：1802〜1875年)が発表したステレオグラムである。

右目像と左目像を対応づける

両眼視差を正しく検出するためには、右目の網膜に投影された像の中のどの部分が、左目の網膜に投影された像のどの部分に対応するかがわからなくてはいけない。たとえば、図6—2で、一匹目のハエの右目像と二匹目のハエの左目像を対応づけてしまい、その間で両眼視差を計算すれば、まったく異なった奥行き位置にハエがいるように知覚されてしまう。

視野内にたった一つしか像がない場合(たとえば、真っ暗な部屋の中に豆電球が一つだけともっているようなとき)、対応をとることはやさしい。しかし、視野内に複数の視覚対象がある場合、片目に映った像と反対側の目に映った像を正しく対応づけることはやさしいことではない。とくに、葉の茂る針葉樹のように同じような要素のくり返しのある情景やパターンの場合には大きな困難を伴う。脳が直面しているこの問題は「両眼対応問題」と

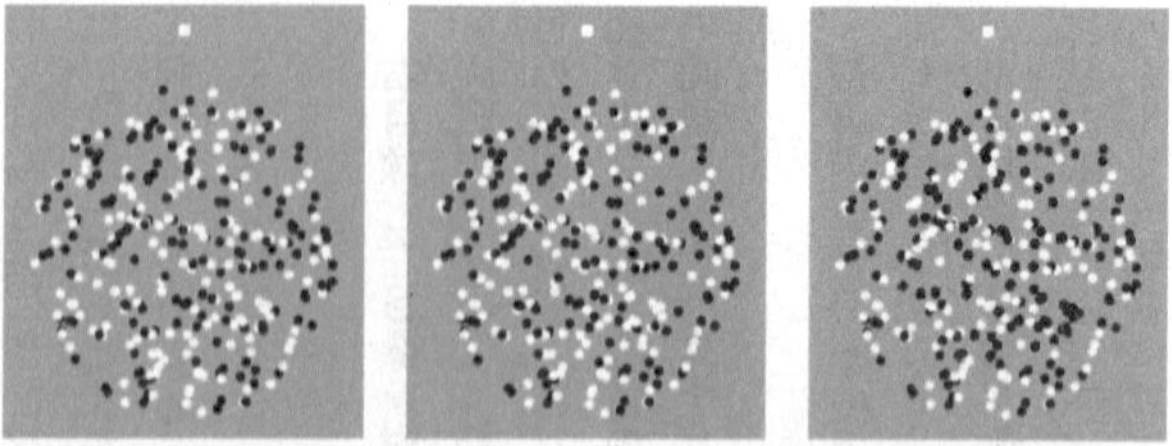

図6-4　ランダムドットステレオグラム　左右の目に投影される図形の輝度コントラスト（背景に対して暗いか明るいか）が同じである通常のランダムドットステレオグラム（左と中央）を両眼融合すると明白な奥行き面が見える。左右の目の輝度コントラストが反転している輝度反転ランダムドットステレオグラムの場合は（中央と右）、両眼融合しても面を感じることはできない。両眼融合しなければ、どちらの場合も、ただのドットの集まりである

呼ばれる。

脳が左右の目の像を正しく対応づけるためにとりうる一つの方法は、それぞれの目に投影された像のどこにどんな形や色の視覚特徴があるかをまず解析し、そのあとで同じ形と色の視覚特徴を左右の網膜像の間で対応づけることである。この考えは1960年代まで主流であった。しかし、脳はそのような方法をとっていない。

1960年、ユレシュ（Béla Julesz：1928〜2003年）は、片目像には形の情報のない白黒ランダムドットパターンを用いてステレオグラムを作成した。このランダムドットステレオグラムにおいては、一部のドットが左右の図でわずかにずらしてある。図6—4の左と中央の図形ペアはそのような一例である。両眼融合すると、図の中央に円盤が浮かび上がってく

る。ランダムドットステレオグラムの両眼視差を与えた部分に、奥行きをもった面がビビッドに知覚されることは、当時の研究者をおおいに驚かせた。なぜなら、このことは、両目の間の網膜像の対応づけは形や色の情報処理とは独立して機能しうることを意味しているからである。たった一組のステレオグラムが、それまでの両眼立体視研究の常識をくつがえしたのだ。

V1野が両眼視差を検出する

ユレシュの実験は、ホイットストン以来の長い両眼立体視研究において、もっとも大きなインパクトをもつ実験の一つといってよいだろう。両眼像の対応づけが形の情報処理と独立に行われうるのであれば、形の情報処理が脳の中で終わるのを待たずに、両眼視差の検出ができる可能性があることを示唆する。事実、ネコやサルの大脳皮質ニューロン活動が調べられ、両眼視差の検出はV1野で行われていることが判明した。両眼視差選択性ニューロンの最初の発見者の一人は第3章コラムで紹介したペティグルーである。両眼視差の検出は、形の情報処理がすんだあとのいわゆる高次の視覚処理過程であるとそれまで考えられていたが、はるかに初期の過程、右目と左目の情報が初めて一つのニューロンに集まる場所で行われているのである。

V1ニューロンが、特定の両眼視差に選択的に反応するようになるしくみは、「視差エネルギーモデル」と呼ばれる理論によって説明できる。このモデルは、1990年、カリフォルニア大学バークレー校で研究をしていた大澤五住《いずみ》とその共同研究者らによって提案された（たいへん嬉しいことに、大澤は2000年に帰国し、大阪大学生命機能研究科の教授として私の部屋から壁一枚隔てたとなりの部屋にいる）。

第4章で述べたように、V1野の単純型細胞の受容野は、刺激が入ると興奮性応答を引き起こすオン領域と抑制性応答を引き起こすオフ領域からなる（図4―5参照）。オン領域とオフ領域の配置の仕方（これを受容野の「位相構造」と呼ぶ）はニューロンによって異なる。たとえば、オン領域とオフ領域一つずつがとなりに並んでいたり、一つのオン領域を二つのオフ領域が両側からはさんでいたりする。視差エネルギーモデルでは、位相構造の異なる単純型細胞少なくとも四つからの出力が、一つの複雑型細胞と呼ばれるニューロンに集められる（図6―5）。

視差エネルギーモデルにおける個々の単純型細胞は、視覚刺激の各点の明るさと受容野のその対応部位のオン、オフの性質を掛け合わせ、その値の受容野全体にわたる和を計算する。そのような値を左右の目それぞれの入力について計算し、さらに足し合わせる。受容野がオフ領域をもつことから、そのような値は、入力する視覚刺激によっては、正の値

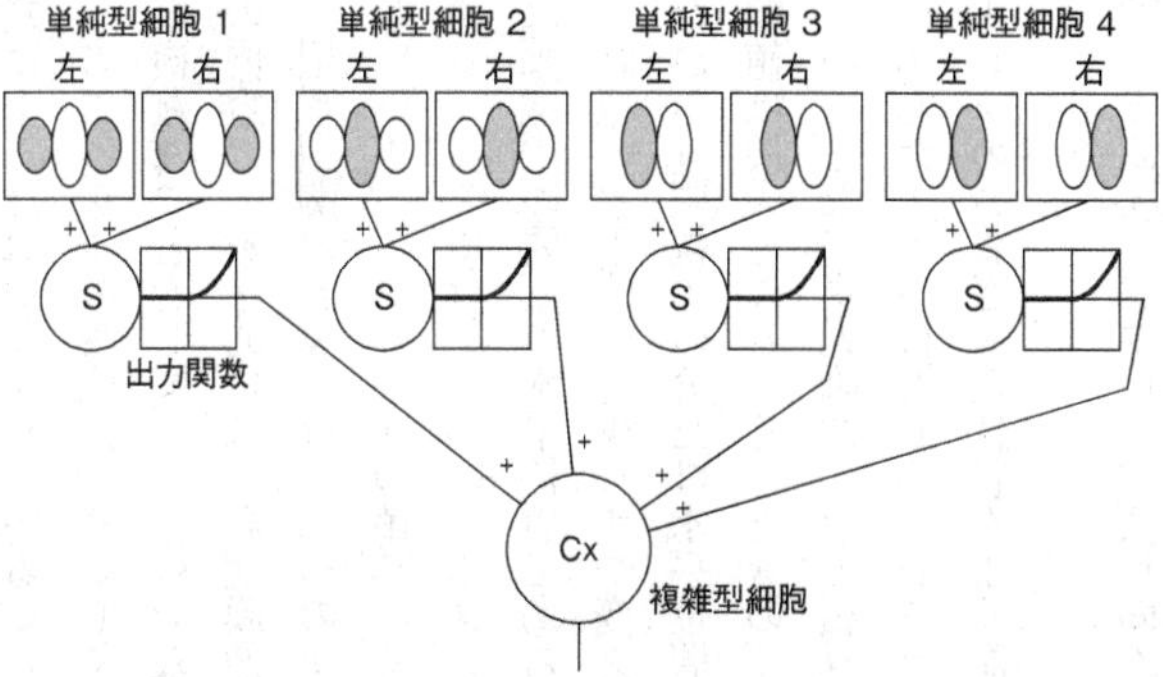

図6-5　視差エネルギーモデル　大澤らが提唱した、両眼視差選択性ニューロン生成の神経回路モデル

だけでなく負の値もとりうる。しかし、発生する活動電位の数は0かそれ以上であって負の値をとりえないので、この値が負になった場合は0に置き換える。これは工学では半波整流と呼ばれる操作である。最後に二乗計算を行って複雑型細胞に出力する。

このようにしてつくられた複雑型細胞は、「刺激の受容野内における水平位置によらず、一定の両眼視差に感受性をもつ」という理想的な両眼視差検出器としての性質を備えるようになるのである。

このことは数学的に証明されている。また、コンピュータを用いてこの神経回路モデルを構築し、シミュレーションを行った結果からも確認されている。そして、重要なことは、実際の脳の中（ネコやサルのV1野）においてこの方式による計算がなされていることを示す、生理学的研究の結果が得られていることである。
このモデルの説明はややこしく聞こえるが、図を見てわかるように、想像を絶するような複雑なことをしているわけでない。視差エネルギーモデルの神経回路が行っている計算の内容は、数学的には左右網膜像の間の相互相関を計算していることと同じである。

相互相関の計算とは、二つのデータの類似性を何か一つのパラメータを変えながら計算していき、パラメータの値がいくつであったときに類似度が最大になるかを求めることである。ここでは、二つのデータとは左右の網膜像のことであり、変えていくパラメータとは画像中の要素の水平位置である。

画像の水平位置を少しずつ変えながら二つの網膜像の類似度を見ていくと、当然のことながら両眼視差の分だけ水平位置をずらしたとき左右の網膜像は最もよく一致し、相互相関値は最大となる。そのときのずれを求めることはすなわち両眼視差を求めることである。このような二次元画像二枚の相互相関を計算するという仕事の内容を考えれば、図6―5に示したモデルはむしろ、シンプルというべきであり、このシンプルなモデルがV1ニューロンのさまざまな性質をよく記述できることは大きな驚きである。

コラム④　フクロウが振り向くとき、美女に振り向くとき

メンフクロウという美しい鳥がいる。純白の顔に金茶色の羽をもっている。この鳥のすばらしさはその姿だけでない。これまで調べられたあらゆる動物の中で、もっとも正確に、音のくる方向を知ることができるのだ。完全な暗闇においても、ネズミのだす音だけをたよりにその位置を知り、顔を向け、飛び立ち、狩りを行うことができる。

この鳥が、音の水平位置を知るために使っている聴覚てがかりは、左右の耳に入ってくる音の時間差である。音源が顔の正面にあるとき、空気中を伝わって鼓膜にいたる距離は左右の耳で同じである。したがって両耳間時差は0である。しかし、音源が顔の正面より右側にあれば音は右耳にわずかに早く到着し、左側にあれば左耳にわずかに早く到着する。片方の耳にもう一方の耳よりどのくらい早く到着するかは、音源が顔の正面からどのくらい水平方向にずれているかに依存している。したがって、音が左耳と右耳どちらにどれだけ先に到着するかを検出することで、音がどちらの方向からきたかを知ることができる。メンフクロウはこの方法を使って、誤差が角度にして一度しかないような正確な音源定位を行う。

これは、両眼視差から視覚対象の奥行き位置を知ることと現象的によく似た話である。二つの感覚器（左右の目、左右の耳）が受ける情報（画像の水平位置、音の到着時間）の差を計算するという表面上の類似だけではなく、両眼視差の検出と両耳間時差の検出において、脳は基本的には同じ計算をしている。両眼視差の検出の場合は、両目の網膜像という二次元画像二枚の間の水平方向の相互相関を計算し、両耳間時差の検出の場合は、両耳で受けた音波という一次元の波二つの間の時間的な相互相関を計算している。

このように二つのできごとは、視覚と聴覚というちがいはあるものの、相互相関が最大となるようなずれの量を求めるという同一の計算目標をもっている。ところが、この二つの計算を実行するために使われている神経メカニズム（計算の方法とその計算を実行するための神経回路）はまったく異なっている。メンフクロウの両耳間時差の検出メカニズムは見事に解明され、明らかになった秘密は感動的である。脊椎動物の脳における感覚情報処理についてもっとも深い理解が得られているといってよい。私のポスドク時代の恩師、Masakazu Konishi（小西正一）とその共同研究者たちが明らかにした（藤田一郎『脳の風景』筑摩選書）。

メンフクロウはいかにもエキゾチックな動物だが、ヒトの音源位置の検出も、一部、同様のメカニズムを使っている。それどころか、私たちがパーティーを楽しく過ごすことにも関係しているのだ。パーティーのように人がたくさんいるところでは、がやがやとたくさんの人が話している声が混ざって耳に到着する。鼓膜が受けとる音波はそれらの合成音波になっており、そこから、それぞれの人の言葉を分解することは難しいはずである。ところが、私たちは問題なくこれをこなし、友人とワインの品定めをしながら、ちょっと離れたところで話す美女の話に耳をそばだてたりできる。このとき、脳は右耳で感知した音と左耳で感知した音の間の相互相関を計算し、複合音波の中から高い相互相関を示すずれの量を複数検出し、それらを分離することで、友人の声と美女の声を聞き分ける。そのため、片耳の聴力を失ったり、テープに録音した会話を聞いた場合には、パーティーの喧噪の中から複数の音声を聞き分けることが非常に困難になるのである。

V1野の活動は奥行き知覚に直結しない

長くここまで背景知識を述べてきたが、これで準備がととのった。ここで脳と心の関係に関する重要な問題を考えよう。

両眼視差は奥行き位置を知らせる視覚手がかりである。そして、V1ニューロンが両眼視差を検出する。この二つのことから、両眼視差を検出しているV1ニューロンが活動したことそれ自体が、奥行きが見えるという知覚上のできごとに対応すると考えてよいのだろうか。それとも、両眼視差を情報として伝えるということと、両眼奥行き知覚が生まれるということは、脳の中では必ずしも対応していることではないのだろうか。

この疑問は、実験的に検証することができる。第1章において、網膜のニューロンに活動が起きただけでは、私たちの見るという心のできごとは生まれないという結論を得た。その根拠は、私たちの視知覚のさまざまな側面が網膜に映っている像と乖離することであった。

「V1野の両眼視差選択性ニューロンの活動が両眼奥行き知覚を直接に担うか」という今回の問題においては、V1ニューロンの性質がどのくらい両眼奥行き知覚の心理学的特性を説明するかを検討するのである。もしも、V1ニューロンの活動が両眼奥行き知覚を生みだす直接の原因であるならば、両者は常に似た性質を示すはずである。もし、V1ニューロンの活動が両眼奥行き知覚を生みだす原因でないならば、両者の間には何らかのくいちがいが見いだされるであろう。

パーカーやカミング(Bruce Cumming)らを中心に、V1ニューロンの性質がくわしく調べられた結果、答えは実に明白であった。検討を行ったすべての点において、V1ニューロンは、ヒトの両眼奥行き知覚の性質とは相容れない性質をもっていた。詳細はあとで述べることにして、ここでは、「V1ニューロンの活動がそのままの形で両眼奥行き知覚に結びついているのではない」という結論だけ述べておく。V1ニューロンは両眼視差を算出するという重要な役割を担うものの、その活動自体は奥行き知覚を生みだしていないのだ。奥行き知覚が生まれるためには、視覚経路におけるV1野以後の領野のニューロンの活動が使われているのである。

V1野を失った患者の中に、盲斑に示された光点の位置をいい当てることができるのに「自分には見えていない」と主張する症状、盲視というものがあることを第2章で紹介した。このことから、ものが見えるという主観が生まれるためにはV1野が必須であるという提案が一部の研究者によりなされた。しかし、この主張は十分に注意して受けとめなくてはいけない。V1野が損傷したことにより、V1野から直接、間接に情報を受けるべき視覚野はその入力の多くを失っているのである。V1野でないところが、主観経験の生成に直結した機能をもっている可能性を否定することはできない。

この点について、両眼奥行き知覚とV1野の関係は示唆的である。両眼奥行き知覚もV1野が壊れれば失われる。しかし、生理学的研究が示したように、V1野は奥行き知覚生成の場ではないのだ。

ここにはさらに大きな教訓がある。片目を失えば、当然ながら、両眼立体視はできなくなる。しかし、誰もその失った一つの目の中で両眼立体視の機能が営まれているとは結論しない。両眼立体視はその定義から少なくとも両眼からの情報を統合している場所でしか担えないことが自明だからだ。

一方、脳の損傷から脳の機能を考える場合、問われている脳機能がどのような情報処理を要求されているのか、また、壊れた脳部位が、脳の情報処理過程の中でどう位置づけられるのかが明白でないことが多い。脳損傷患者の症状を調べることが脳と心の理解にもたらす貢献は第2章で見た通りだが、常に、心理学的研究や計算論的立場からの情報処理過程の内容に関する検討や、動物を使った脳の構造や機能に関する実験的研究との整合性を問わなくてはならない。視覚研究においては、これら異なった研究アプローチがかみ合いながら進んでいる点に大きな強みがある。

V1野以後の両眼視差情報処理

V1野の活動が両眼奥行き知覚の成立に直接かかわっていないとすると、どの大脳皮質領野のニューロンが両眼奥行き知覚を担っているのだろうか。サルの大脳皮質において、両眼視差を処理するニューロンは、V1野以外に、V2野やV3野といった初期視覚野に存在することは以前から知られていた。また1990年以後、MT野、MST野、V3A野、CIP野など頭頂葉経路の領野にも分布することが示された。酒田英夫、泰羅雅登、小松英彦など、日本の研究者がこれらの発見に貢献している。

このことは、頭頂葉を損傷した患者の中に、「風景が平板に見える」「世界がまるで舞台の書き割りのようだ」と述べる人がいることと話が合っている。脳機能イメージングの研究においても、頭頂葉経路の視覚野が三次元的な構造や奥行きを知覚する際に活動しているという報告が相次いだ。何よりも、両眼視差はものの奥行き位置を知らせるという点で、頭頂葉経路が空間視にかかわるという考えとよく合致する。

これらのことから、「頭頂葉経路は、色のない、動きと奥行きのある世界を見ており、側頭葉経路は、色のある、静止した平板な世界を見ている」という考えを生んだ。この考えは、現在、世界で最もよく使われている神経科学の教科書にも図入りで紹介されている。

しかし、このシナリオと決定的にそぐわない現象がある。その例をナカヤマ（Ken Nakayama：アメリカ人である）と下條信輔によるステレオグラム（図6―6）で示そう。一番上の赤い十字（本書の図ではグレー）を両眼融合すると、水平のバーが垂直のバーの上に浮かんでいるように見える。ところが、この同じ赤い十字の先端に白い短いバーを付け足しただけのステレオグラム（二段目）を両眼融合すると、赤い水平バーではなく、赤い半透明の円盤が白い大きな十字の手前に浮かんで見える。この図形は、その作成者二人（Christoph RediesとLothar Spillmann）の名前にちなんで、レディース・シュピルマン図形と呼ばれる。三段目のステレオグラムでは、その白いバーを暗い灰色のバーに変えて

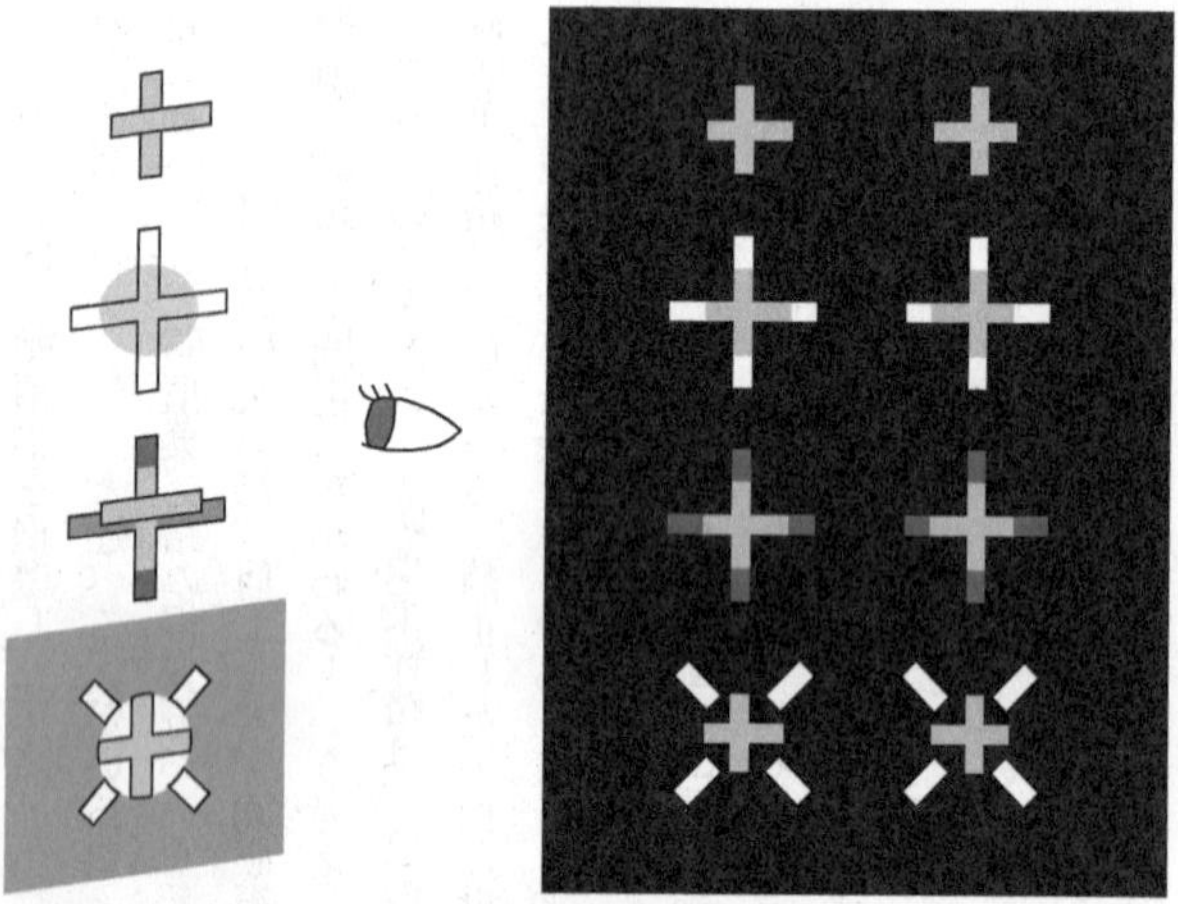

図6-6　色、形、明るさ、両眼視差の相互作用　この4組のステレオグラムすべてに同じ色・同じ形の十字が含まれているが、両眼融合して見える立体構造は非常に異なる。2段目の図形は、そのオリジナルの作成者の名前にちなんで、レディース・シュピルマン図形と呼ばれる

あるが、こうすると半透明の円盤は消えてしまう。同じ白いバーでも、四段目のように、45度傾けて赤い十字に加えると、すりガラスに丸い穴があいていて、その穴の中に赤いバーが浮いているように見える。

これら四組のステレオグラムそれぞれの真ん中に描かれているものは、同じ形、同じ両眼視差をもった赤い十字である。同じ赤い十字でありながら、そのまわりにあるものによって、両眼融合したときに、まったく異なる面の構造が見えるのだ。このことは、私たちが立体構造を知覚するときには、脳の中で、色、明るさ、形、両眼視差に関する情報が互いに影響しあっていることを示している。

ユレシュが示したことは、両眼視差がそれ単独で奥行き感を生むことができるということであって、色や形や明るさの情報と共同で働くことを否定したわけでない。教科書がいうように色や形の情報と両眼視差の情報がそれぞれ別の経路で処理されているとしたら、いったい、どうやって影響しあうことができるのだろうか。両眼視差が、色や形とはまったく別の経路で処理されているという理解は正しいのだろうか。

側頭葉も両眼視差情報をあつかっている

1996年ごろ、私たちの研究グループは、まったく別の理由から、図6―6に示す図形に関心をもち、実験に使用していた。すでに述べたように、IT野は、形に選択的反応性を示すニューロンを多く含む。それらの中には、円盤には反応するけれど十字には反応しないニューロンや、その逆に、十字には反応するけれど円盤には反応しないニューロンがある。

私たちは、レディース・シュピルマン図形をサルに示したら、これらのニューロンはどのような反応を示すかに興味をもっていた。もしも、ITニューロンの反応が、網膜に映った刺激像ではなく知覚を反映したものであるならば、円盤に応答するニューロンは、物理的には円盤が存在しないレディース・シュピルマン図形にも反応するのではないか、逆に十字に反応するニューロンは、十字が含まれているにもかかわらずレディース・シュピルマン図形には反応しないのではないかというのが、私たちの実験のアイデアであった。

大学院生であった宇賀貴紀は、まず、サルがレディース・シュピルマン図形を見たときに、ヒトと同様に円盤を知覚していることを、巧妙な実験で証明した。その実験と同時進行で、IT野のニューロンの反応を数ヶ月にわたり調べたが、こちらの実験は残念ながらいくつかの理由でなかなかうまくいかなかった。当初予想したようなニューロンは見つからず、実験方針を再考しようということで、ある日、それまで得たデータをすべて再検討することになった。そこで、共同研究者加藤誠を含め三人で厚さ15㎝くらいある実験データの束を一枚ずつめくった。この実験では、図6—6に示す四組の刺激のほかにも、両眼視差をもつバー刺激などいくつかの刺激に対するITニューロンの反応も調べていた。これは、錯視円盤に反応していると思われるニューロンが見つかったときに、円盤に反応しているのであって、図形の中の両眼視差に反応しているのではないことを念のため示す対照（コントロール）刺激のつもりだった。

ところがその刺激に含まれる両眼視差に、感受性を示すニューロンのデータがその束の中にいくつも入っていたのである。つまり、主観的円盤に反応するITニューロンを見つけるという当初の目的は果たされず、両眼視差には反応しないという確認データをとるつもりで行った実験により、ITニューロンが両眼視差選択性をもつことを偶然に発見したのだった。

これを契機に数年をかけて、田中宏喜、渡辺雅之、吉山顕次、田辺誠司ら私の研究室の初期の大学院生たちが、IT野やその前段V4野のニューロンが両眼視差情報を伝えていることの証拠を積み重ねた。その最初の成果を北米神経科学会と呼ばれる脳科学関係最大の国際学会で発表することにした。そして、その抄録集（それぞれの発表者がどのような発表をするかの要点をまとめたもの）が送られてきたときには、驚いた。

というのは、私たちの抄録のとなりに、ベルギーのグループ（ジャンセン［Peter Janssen］、オーバン［Guy Orban］）の抄録が載っており、その内容は「ITニューロンは両眼視差情報を伝えない」というものだったからだ。おそらく、先方のほうがもっと驚いていたにちがいない。私たちは自分たちの研究結果に強い自信をもっていたので、「これはおもしろいことになったぞ。学会で一戦交えることになるな」と興奮した。

ところがその半年後、学会に行ってみると、なんとベルギーグループは結論を一八〇度転換させて、ITニューロンは両眼視差情報を伝えるという発表をし、私たちを拍子抜けさせた。

その翌々年は、今度は、私たちのグループとアメリカのグループ（ヒンクル［David Hinkle］、コナー［Charles E. Connor］）がV４野の両眼視差選択性ニューロンの発見の報告をやはりとなり同士で発表した。このような経緯を経て、側頭葉経路のV４野やIT野のニューロンの多くが両眼視差に感受性をもつことが徐々に明らかになっていった。

波紋を投げかけた発見

これらの領域は、形や色や顔画像に反応するニューロンを含み、物体視覚認識にかかわる領域だと考えられていた。また、いくつかの先行研究がこれらの領域には両眼視差選択性ニューロンはないと報告していたことから、この発見は驚きとやや冷たい視線をもって迎えられた。国内での発表のあとに「藤田さんのいわれたことは完全にまちがっている」とか「両眼視差に感受性があるといっても、頭頂葉ニューロンの反応とはくらべものにならない」といわれたこともある。また、国際学会のランチのテーブルで、側頭葉経路のニューロンの両眼視差選択性を調べているといったら、“That's unusual.”といわれて、それきり会話が途切れてしまったこともある。

それからほんの数年、世紀の境目を越えて２００２〜２００４年になるころには、側頭葉経路も含め大脳皮質視覚野で調べられた数多くの領野が、両眼視差情報を処理していることが確定した。当然でてくる次の疑問は、これらの領野は両眼奥行き知覚の成立にどのようにかかわっているのかである。V1野のように両眼視差情報を伝えてはいるものの、奥行き知覚には直接的に貢献していないということもあるのだろうか。そうであるならば、両眼視差情報はいったい何に使われているのか。もし、複数の領野が両眼奥行き知覚にかかわっているとしたら、その仕事、かかわり方は、領野によって同じだろうか、それとも何らかの役割分担がなされているのだろうか。

とくに、私たちが関心をもったのは、自分たちが発見した側頭葉経路の両眼視差選択性ニューロンたちだ。これらのニューロンは、両眼視差情報をどのように変換しているのだろうか。これらのニューロンは、奥行き感の生成に直接関与しているのだろうか。しているとすれば、両眼立体視のどのような側面にかかわっており、それは頭頂葉経路とはちがうのだろうか。

V1野以後のさまざまな領野が両眼視差を処理しているという発見は、上記のように数多くの新しい疑問を提出した。ほんの数年前には存在していなかった研究分野が拓けたという感じである。これらの問題には、V1野のところで述べた研究戦略でアプローチすることができる。すなわち、それぞれのニューロンの性質が、両眼奥行き知覚の性質をどこまで説明しうるかを追究するのである。

ふたたび両眼対応問題

通常、視野内の一ヶ所から網膜に投影される像は、左右の目で同じ輝度コントラストをもっている。右目で黒く見えるものは左目で見ても黒く、右目で白いものは左目で見ても白い。しかし、ステレオグラムをつくる際に、左目像の白い（黒い）部分に対応する右目像の対応部分を黒（白）にするように、左右の像の輝度を反転させてしまうことができる。図6―4の中央と右のランダムドットのペアは、そのようにしてつくられた輝度反転ランダムドットステレオグラムと呼ばれる刺激である。

このようなステレオグラムでも、左右像の間に幾何学的に対応する点は存在し、両眼視差を各点の組について定義できる。このペアには、中央と左のペアと同じ両眼視差を与えてある。

さて、このステレオグラムを両眼融合すると何が見えるだろうか。ぜひ、試してほしい。中央と左のペアでは円盤状の面が浮かんでいるように明白に感じるのに対して、中央と右のペアでは面は見えず、奥行き位置のちがうドットが雲のような塊になって見える。ドットの雲のような集団全体は、すこしぎらついて見える。全体としての奥行きははっきりし

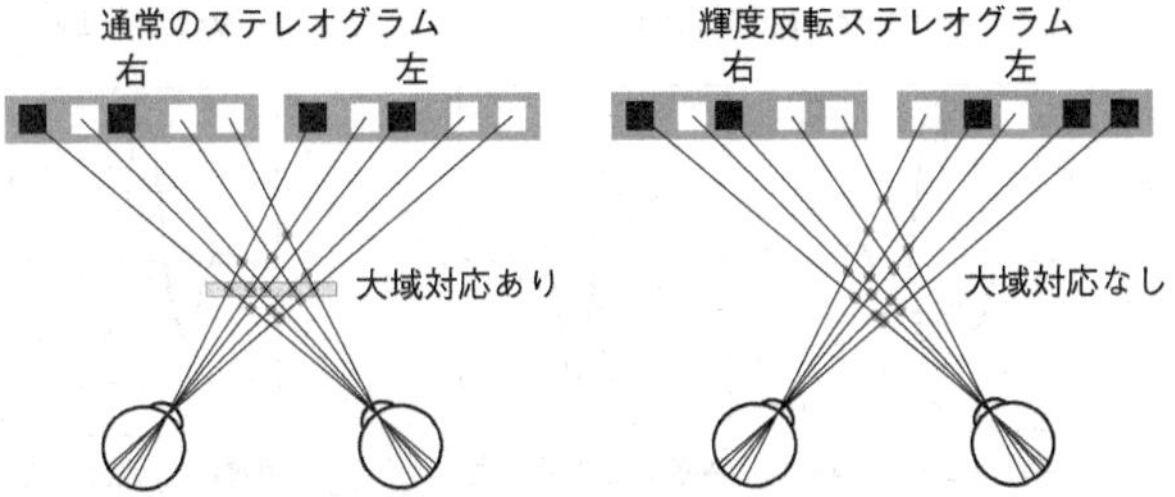

図6-7　両眼対応点問題　左右の目に投影される像の輝度が反転すると、両目像の間に大域的な正しい対応がなくなってしまう

ない。あえていえば、少し奥に見える人が多いだろう。

輝度反転ステレオグラムでは明白な面構造が見えないことは、右目像と左目像の間で黒か白かが対応する点同士を結びつけ、ステレオグラム画像全体にわたってなめらかな面を構成するような対応づけ（「大域対応」）が存在しないことに起因している（図6―7）。このようなステレオグラムに含まれる両眼視差に対しては、奥行きをもった面の知覚を担う脳内システムは感受性をもたないはずである。

ところが、サルやネコのV1ニューロンの輝度反転ステレオグラムに対する反応を調べてみると、そこに含まれる両眼視差の大きさに従って敏感に反応を変えるのである。その反応変化のしかたをグラフにプロットすると、通常のランダムドットステレオグラムに対する反応をプロットしたグラフとは上下逆転した形になってしまう（図6―8左）。この一見ふしぎな反応は、実は、両眼視

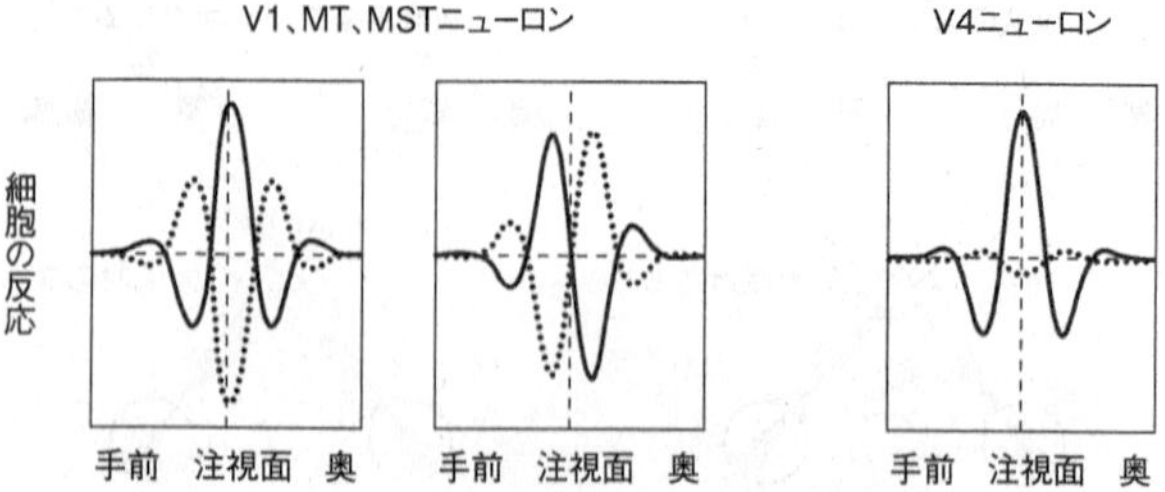

図6-8　V4ニューロンの視差選択性　黒線は通常のランダムドットに対するニューロン応答、点線は輝度反転ランダムドットに対するニューロン応答を示す。V4ニューロンは、通常のランダムドットステレオグラムに含まれる両眼視差には敏感で、反応の強さを両眼視差に依存して変化させる。ところが、輝度反転したランダムドットステレオグラムに含まれる両眼視差には感受性をもたない

差エネルギーモデルが予測する通りなのである。

サルのMT野、MST野のニューロンもまた、V1ニューロンと同じようなふるまいを示す。すなわち、これらのニューロンはV1ニューロンの性質をほぼそのまま受け継いでおり、その活動とヒトやサルの奥行き面知覚の性質とは乖離しているのである。このことは、V1野、MT野、MST野の細胞の活動が、「奥行き面」の知覚に直接的に貢献しているのではないことを意味している。

V1野、MT野、MST野のニューロンの性質が、ヒトの奥行き知覚の性質を説明することができないのに対して、V4ニューロンは、知覚に似た性質の神経活動を示す（図6―8右）。田辺誠司は、V4野の両眼視差選択性ニューロンの6〜7割は、輝度反転ランダムドットステ

レオグラムに含まれる両眼視差に対しては感受性をもたないことを示した。両眼対応点問題は、V1野からV4野へと情報が処理伝達される過程のどこかで解決されるのである。

さらに、V4野の次のステージであるIT野にはランダムドットでつくった凸面と凹面を区別するニューロンがあるが、彼らは刺激を輝度反転ランダムドットステレオグラムにすると凸面と凹面を区別できなくなる。ここにおいても、左右の目でドットの輝度コントラストがマッチしているときにのみ大域対応がとれ、面が知覚できることを考えると、ITニューロンの性質も面の知覚と相関している。すなわち、両眼対応問題は、側頭葉経路にそって解かれていっており、この経路のニューロンの活動は、両眼奥行き知覚の一つの性質をよく説明するのである。

二つの物体の間の相対視差

ここまで両眼視差と呼んできたものは、くわしくいえば、「絶対視差」と呼ばれる。絶対視差とは、窓にとまるハエの図（図6−2）を用いて説明したように、注視面に対してどれだけ手前にあるか奥にあるかによって決まる両眼像のずれである。もしも、視野の中に二つの視覚対象があるときには、そのそれぞれに絶対視差を定義することができる。そして、その二つの絶対視差の間の差を「相対視差」と呼ぶ。

ヒトの両眼奥行き判断はおもに相対視差に依存しており、絶対視差には鈍感である。たとえば、被験者が真っ黒な部屋でスクリーンいっぱいに映写されたランダムドットパターンを眺めている。被験者は、そのスクリーンの面を注視する。被験者は特殊なメガネをかけており、実験者は被験者の左右の目に入る刺激を別々にコントロールすることができる。この方法で両眼視差を操作し、これらのドットが1mくらい、被験者のほうへ近づいたかのような絶対視差の変化を与えると、与えられた大きな両眼視差を解消して両眼融像を維持するために、被験者の両目は内側に向けて輻輳運動を行う。

ところが、この輻輳運動は無意識的に行われており、被験者は刺激が近づいたことにまったく気づかないのである。この例においても、健常者における知覚と行動の乖離が起きている（第2章参照）。すなわち、絶対視差だけが利用可能なとき、目を動かす脳内システムは奥行きの変化に対応できるのに、主観的な奥行き知覚をつかさどる脳内システムは感じることができない。河野憲二らによって、この奥行き知覚を伴わずに反射的に行われる輻輳開散眼球運動は、MST野の両眼視差選択性ニューロンが担っていることが明らかになっている。

一方、相対視差は、隣接する面や物体の間の細かい奥行きのちがいに気づいたり、見ているものの面の構造を知る際に私たちの脳が頼りにしている情報である。私たちが空間内のどの位置を見ていようと（すなわち、二つの目のなす角度が変化しようとも）、相対視差が変化しないことは脳にとって大きな利用価値がある。したがって、相対視差にもとづいた奥行きの脳内表現は脳のどこかに存在すると想定される。

このようなことから、相対視差を伝えているニューロンの探索が日米欧のいくつかの研究室で始まった。V1ニューロンはすべて、絶対視差だけを伝えており、この点でも、私たちの両眼奥行き知覚とくいちがっている。V2ニューロンは一部、相対視差に感受性をもつが、その数は少なく、またその感受性も不完全である。MTニューロンは、V1ニューロンと同じく、絶対視差のみに感受性をもつものばかりである。一方、私の研究室の大学院生梅田和昌らの実験により、V4野では多くのニューロンが相対視差に感受性をもつことが判明した。伝えている情報が相対視差か絶対視差かという点においても、V4ニューロンは、V1野やMT野のニューロンにくらべて、ヒトの奥行き知覚をよく説明する性質をもっているのである。

神経活動のゆらぎと知覚判断のゆらぎ

このように、V4ニューロンは、輝度反転ランダムドットステレオグラムにおける両眼視差に対する感受性をもたない、相対視差に感受性をもつという二点において、ヒトやサルの示す両眼奥行き知覚と似た性質を示し、初期過程であるV1野や頭頂葉経路のMT野、MST野とは性質が大きく異なっている。このような性質をもつニューロンは、両眼奥行き知覚を担うのにふさわしい条件を備えているといえる。ようやく見つかった両眼奥行き知覚の成立に関与しているニューロンの候補である。

次は、動物が実際に奥行き判断を行っている最中のニューロンの活動を調べることで、これらのニューロンが本当に両眼奥行き知覚にかかわっているかどうかを、より直接的に検証しなくてはならない。

今、一つのニューロンから活動電位を記録しているときのことを考える。サルは、さきほどのヒトの実験のときと同様、特殊なメガネをかけてコンピュータのスクリーンを見ている。このメガネとコンピュータの工夫により、サルの右目と左目にはわずかに位置のずれた視覚刺激を与えられるようになっている。こうすることで、サルには、視覚刺激がスクリーンから飛びでて見えたり、ひっこんで見えたりする。サルは事前に訓練されており、視覚刺激が注視面より手前にあるように見えるときは右に、奥にあるように見えるときは左に目を向けることで、どちらの奥行きを知覚しているか実験者に報告する。こうして、奥行き弁別の行動課題をこなせるようになったサルのニューロンから、その活動電位を記録する。

両眼対応問題を解決し、かつ相対視差を表現する信号などへの変換過程を経て、両眼視差情報はサルの奥行き知覚に役立つ信号となっていく。それにもとづいて脳のどこかで知覚判断がなされ、その決定シグナルが、眼をどちらに向けるべきかを外眼筋の運動ニューロンへ指令する。

脳においては、この符号化過程と意思決定過程のどちらにも、さまざまな信号ノイズが混入するため、同一の刺激を提示してもニューロンの反応は完全に一定というわけではなく、ある試行と別の試行では、発生する活動電位の数は異なる（図6―9）。また、サル自身の判断も、刺激の信号が弱いとき（たとえば、刺激のもつ両眼視差が小さかったり、刺激の中にノイズがたくさんあるとき）には、まったく同じ刺激を見て正しく答えるときもあれば、まちがえることもある。

実験者が記録しているニューロンの活動がサルの脳の中で奥行きの知覚やそれにもとづいた判断に直接的にかかわっているのであれば、ニューロン活動の試行間のゆらぎとサルの示す知覚判断の正誤の間には、何らかの関係があるはずである。ニューロン活動の試行間変動と動物の知覚判断の間の統計学的相関の有無を調べるすぐれた方法として、信号検出理論における送信者特性解析という方法がある。この方法を用いて、ニューロンの活動と動物の知覚報告の間に相関が認められれば、そのニューロンの活動が問題としている知

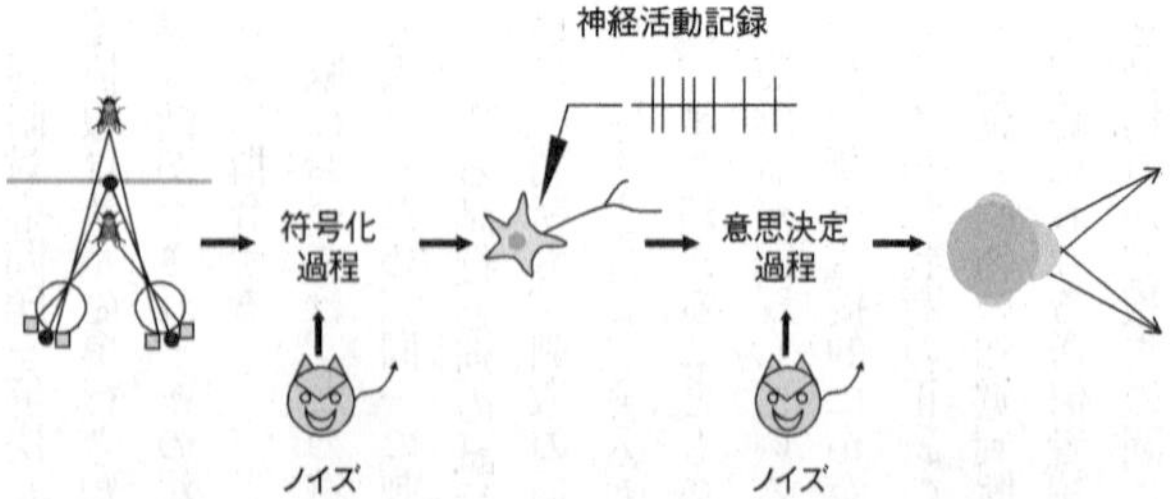

図6-9　信号検出論の考え方　脳の中では、刺激の符号化過程と意思決定過程のどちらにもノイズが混入するため、ニューロンの活動も動物の知覚も安定しないことがある。その両者の間の相関を調べることができる

覚に関与していることの強力な証拠となりうる。

図6―10は、そのような検討を行う目的でサルに課した「細かい奥行き」弁別課題を示す。サルが注視点を凝視している間に図形が提示される。サルはその図形が注視点より手前に浮かんで見えたときには、2秒後に提示される左右二つの点のうち右側に目を向け、奥にひっこんで見えたときには左側の点に目を向けるように訓練されている。図形に与える両眼視差は、サルが検出することが困難な非常に小さい視差から、らくらくと検出することのできる大きい視差までの範囲をカバーし、試行ごとにランダムに選ばれる。

この課題を行っている最中に、サルのV4野やIT野などの側頭葉経路ニューロンの反応を記録する実験を塩崎博史、田辺誠司、宇賀貴紀らが行った。ニューロンの反応の試行間変動と、サルの奥行き判断の間の相関を、先に述べた信号検出理論を用いて評価したところ、この二つは相関していたのである。つまり、ある一つのV4ニューロンかITニューロンの反応をモニターしていれば、実験者は、刺激の提示終了後にサルが右を向くか左を向くかを予測することができるのである。

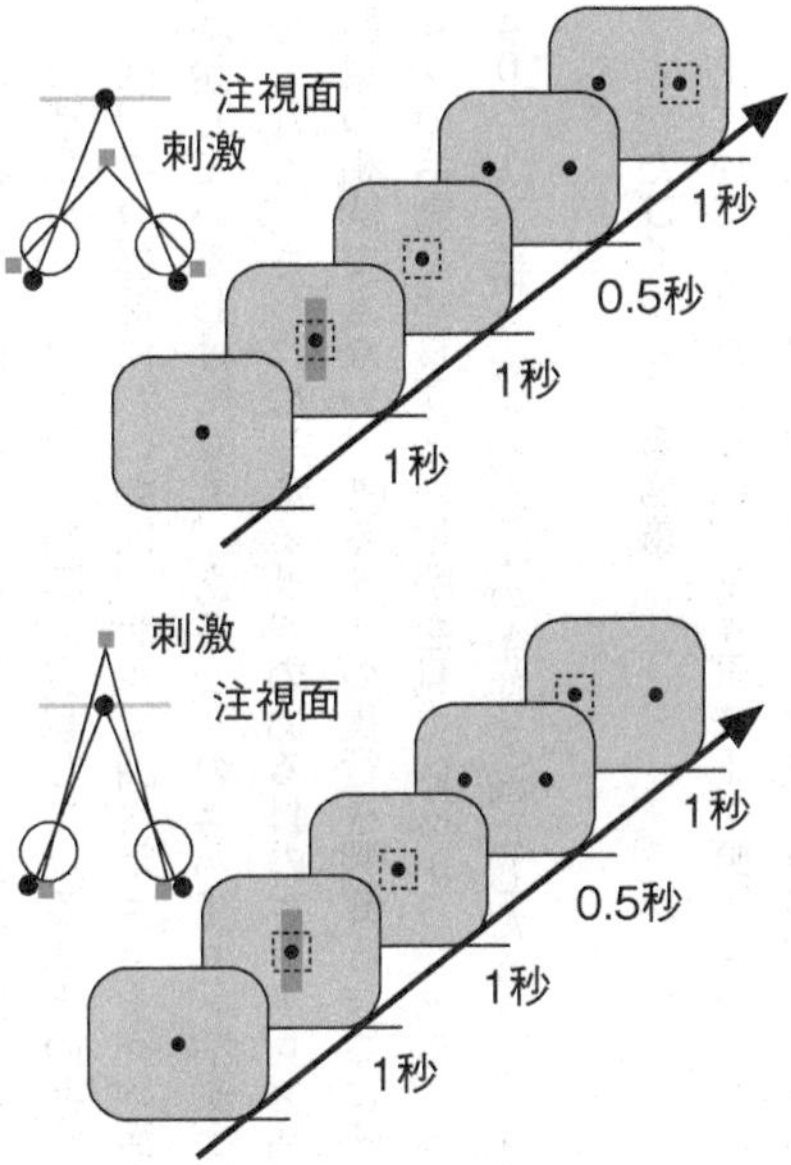

図6-10　細かい奥行き弁別　サルを訓練して、コンピュータスクリーンに示された刺激が、手前に浮かんで見えるか、奥に沈んで見えるかを、眼球運動で答えてもらう。点線で囲んだ四角は、サルの視線の方向を示す

このような実験で示されたニューロン活動と動物の知覚判断との相関は、そのニューロンの活動がサルの奥行き判断に貢献していることの非常に強い証拠となっている。なぜならば、この解析においては、サルで調べたニューロン活動とヒトの心理現象の間の相関を議論しているわけでなく、あるサルのニューロン活動と別のサルの行動実験の結果の相関でもなく、さらには、あるサルのある日のニューロン活動とそのサルの別の日の行動実験結果の相関でもない。あるサルの奥行き判断とまさにその判断を行っている最中のニューロンの活動のゆらぎとの相関を見ているからである。ニューサムとパーカーの七か条（140ページ参照）のうちの①の条件を満たしたうえで、④の要求を満たしている。

ふたたびくつがえる常識

上に述べてきたように、V4野やIT野のニューロンの活動が、両眼立体視とくに相対視差の検出を必要とする細かい奥行きの検出、対応点問題の解決を必須とする奥行き面の知覚にかかわることを示す証拠がそろいつつある。

これに対して、MTニューロンの活動と両眼立体視の関係については、和解の困難な二群の結果が得られている。一方では、MT野がある種の両眼立体視課題（ノイズを付加したランダムドットステレオグラムにおける粗い奥行き弁別）に関与することを示す証拠が得られている。これは、Ｖ４野やＩＴ野の実験と同様にＭＴニューロンの活動と奥行き判断の相関を示したのみならず、ＭＴ野の局所電気刺激によってサルの奥行き判断を特定方向に操作できることを示した因果関係にまで踏み込んだ強いものになっている。この実験は、前章で紹介したニューサムとその共同実験者デアンジェリス（Greg DeAngelis）が行った。

その一方で、クルーク（Kristine Krug）らは、ＭＴニューロンがＶ１ニューロンと同じように輝度反転ランダムドットステレオグラムに含まれる両眼視差に感受性をもつことを示し、また、宇賀貴紀は、ＭＴニューロンが絶対視差を伝達することを示すなど、ヒトの両眼奥行き知覚のもつ心理学的特性とＭＴニューロンの性質が乖離することが明らかになった。

このように、「ＭＴ野が奥行き知覚に関与している」ことを示す結果と「ＭＴニューロンの出力は両眼対応問題を解決したシグナルとなっていない」ことを示す結果の両方がある。両眼対応問題を解決せずに、奥行き知覚に貢献するということがありうるのだろうか。

この問題は、ここ数年、両眼立体視の脳内メカニズムを調べている研究者の頭を悩ませてきたが、私の研究室で卒業研究を行っていた安岡智子が意外な解決の糸口を見いだした。輝度反転ランダムドットステレオグラムにおいては、「両眼奥行き知覚はできない」という定説が厳密には正しくなかったのである。

輝度反転ステレオグラムにおいて見えないのは奥行きをもった「面」であり、「面」は見えないが奥行きは感じられる状況があることを見いだした。しかも、このときに感じる奥行きは、交差視差ならば奥に見え、非交差視差ならば手前に見えるという具合に、ふつうとは逆に見えるのである。この知覚は、MTニューロンの反応が、ふつうのランダムドットステレオグラムと輝度反転ランダムドットステレオグラムとで、反転していることと一致している。

これらの結果は、V1野で計算された両眼視差エネルギー情報がMT野に送られ、そのシグナルにもとづいて粗い奥行きの弁別に使われていることを示唆している。一方、両眼視差情報は、V1野からV2野を経て、V4野、IT野へと伝達される間に、視野局所の視差エネルギー情報から、大域的な相対視差情報、真の両眼対応に関する情報へと変換され、奥行きをもった「面の知覚」を支える神経活動となるものと考えられる(表)。

V1野で算出された同じ両眼視差シグナルを出発点としながら、側頭葉経路の処理を経たシグナルは奥行き面の知覚(「はっきりとした面構造が見える」という主観体験)を支え、頭頂葉経路へ流れたシグナルは反射性輻輳開散運動を制御し、粗い奥行きの知覚も支えることができるが、明瞭な奥行き面の知覚や細かい奥行きの弁別には貢献していないと考えられる。

表　両眼奥行き知覚の機能分担

	V4野、IT野	MT野、MST野
両眼対応問題	解決	未解決
伝えている視差情報	相対視差	絶対視差
関与する奥行き知覚	細かい奥行き知覚	粗い奥行き知覚
面構造の知覚	貢献している	貢献している
輻輳開散運動	関与しない	関与する

この章のまとめ――両眼立体視から学ぶ「脳と心の関係」

片目では見えない奥行きを両目では見ることができる。右目と左目は直接に情報をやりとりするルートをもっていないので、この知覚は脳で生まれている。この両眼奥行き知覚の神経メカニズムに関する理解はこの数年の間に大きく進んだ。

V1ニューロンが両眼視差を算出する基本メカニズムは判明したが、これらのニューロンの活動は、両眼奥行き知覚の成立のシグナルではなかった。V1ニューロンの活動は奥行き知覚のみならず、ほかの側面の視知覚に対しても直接貢献はしていない可能性が高い。ロゴセーティスの両眼視野闘争の実験もそのことを支持している。また、私たちはテレビ画面が1秒間に30～60回更新されていることを感じることはできないが、V1ニューロンは画面のリフレッシュに同期した活動変化を示すことも知られている。

V1ニューロンの活動が私たちの知覚にのぼらないということは、ある意味で驚くべきことである。なぜならば、V1野は視覚野の全面積の5分の1、大脳皮質の全体の10分の1を占めており、その細胞密度がほかの領野の1・5〜2倍であることを考えると、ものすごい数のニューロンの活動を、私たちは意識することができないことを意味しているからである。

両眼立体視にかかわる視覚システムは、その出発点である両眼視差の検出からさまざまな変換、そして知覚の形成へと、そのすべてのステップについて魅力的な研究対象となっており、今後ますます重要性をもつことになるだろう。

このようにして、主観的意識にかかわるニューロンとそうでないニューロンの区別が徐々に進んでいけば、いつの日か、主観的意識にかかわるニューロンにはどのような共通特徴があるのか、意識に直接貢献しないニューロンとは何がちがうのかがわかる日がくるかもしれない。DNAの構造を解明したあのクリック（Francis Crick：1916〜2004年）が、その晩年コッホ（Christoph Koch）とともに、意識の脳科学と呼ぶべき研究分野におけるもっとも厳密であり、かつ、意味があるアプローチとして提唱したのがこの研究方法であった。

この章の後半に述べたことは、ごく最近の研究の進展にもとづいており、その中には脳科学者の間でも議論が尽くされているわけでないことも多く含んでいることを念のため追記しておく。私たち自身、この分野の定説を二回ひっくり返しているのである。ここに書いたことの一部がふたたび、どこかでほころび、ひっくり返ることはありうると考えている。そのようなことも含めて、脳研究の現場においてどのように研究が進んでいるかを、多少なりとも臨場感をもって伝えることができていればうれしく思う。

コラム⑤　ユレシュの授業

ベル研究所とラトガース大学に勤めていたユレシュは、1988年の数ヶ月、カリフォルニア工科大学(カルテク)で研究をし、また大学院生向けの授業も一つもっていた。当時、カルテクでメンフクロウの聴覚系の研究をしていた私は、生物学科や計算論神経科学コースのいくつかの授業にもぐりこんだが、そのうちの一つがユレシュの授業であった。まず面食らったのは、ユレシュが小学校の授業のように学生の名前を一人ずつ呼んで出席をとることで、これは学生の間ではあまり歓迎されていなかった。

授業の内容は、両眼立体視と、当時ユレシュが熱心にとりくんでいたテクスチャー知覚についてであった。授業を受けるまで、私はユレシュの研究については何も知らなかったが、彼のランダムドットステレオグラムは見たことがあったので、どんな人だろうという好奇心で授業をのぞきに行ったのだ。自分自身がその後、視覚研究の世界へ入ること、ましてや両眼立体視の研究をすることになるとは、夢にも思っていなかった。

彼はときおり短い余談で授業を脱線した。黒板にT字が逆立ちしたような図を書き、T字のたて棒を指差しながら、「研究をしているとこのような壁にぶつかることがある。そのときは、その壁を真っ向から破ろうとする努力だけでなく、壁の下の床に穴をほって、壁を迂回して向こう側へ進むことを考えなくてはいけない」とつぶやいたり、当時進行中の新教授候補の人選に関して「研究者のつながりは山並みに似ている。遠い分野の人の評価は難しいが、山すそを共有する人のことはそれなりにわかる。一人ひとりがとなりの人を正当に評価し、報いていれば、おのずと山並みは高く立派なものになる」と述べたりと、彼の言葉にはいつも含蓄があり、考えさせられた。一、二回のつもりで授業をのぞきに行った私を、最後の授業まで引き止めたのは、ユレシュがもらすこれらの興味深い言葉であった。

彼の授業での言葉の数々は、表紙がボロボロになるほど読み込んだ一冊の本（当時出版されたばかりの『並行分散処理』）を手にして歩いている彼の姿とともに、20年たった今も私の記憶にしっかりと刻まれている。ユレシュは、2003年の大晦日に75歳でその生涯を閉じた。

第7章——脳、心、脳科学と私

自分の目、ふつうの目——素朴実在主義

この世界の森羅万象を科学者の目で見、その裏にある原理を整合性のある理屈を与えて理解する前に、私たちは誰もが自分自身の五感をもって事物を体験する。自分が感じているように世界が存在すると考え、自分の体験にもとづいた世界の理解が私たちの常識をつくる。このような世界の捉え方は、素朴実在主義（naïve realism）と呼ばれる。自分の経験したことにもとづいてものを考えることは、自然なことであるし、また大事なことである。すべての思索、哲学、科学もそこから出発しなくてはならない。

中世においては、地球は平たいものと信じられており、地球が球形であるというのは、素朴な実感からはほど遠い考えであっただろう。

「地面は平らではないか。丸かったら、球の下側の人たちはどうなるんだ」

中世どころではない。これは、小学校一年生のときの私が、両親からプレゼントされた地球儀を前に抱えた悩みだった。しかし、地球は丸かった。同様に、太陽が地球のまわりを回っていると考えていたら、地球が太陽のまわりを回っていた。ヒトも動物も、世界がつくられた日に一緒に誕生した兄弟だと思っていたら、ヒトは進化の過程で現れた末っ子だった。

世界が私たちの日常の実感とはちがっていることはままあるのである。「自分で感じる

ことを信じる」から出発して、「誰の目にとってもつじつまの合うことを求める」——これが科学の行っていることである。

母校の中高一貫校で脳の話をしたところ、「ものはあるから見えるのですか、見えるからあるのですか」という質問をした少年がいた。まだ中学二年生くらいのこの少年は、自分のもつ素朴実在主義的な世界の理解とちがうことがあることを、私の講演の中に嗅ぎつけたのである。

私たちのまわりにある物体それぞれには色がついており、これは、私たちが存在しようがしまいが、変わることのない事実のように思える。しかし、そうではない。それぞれの物体の表面は、どのような波長帯域の光を放出また反射するかの固有な性質をもっているが、それを色として感じるのは私たち自身の目と脳の共同作業の結果である。私たち人間を含めた生物のいないところに、色は存在しない。これは、近年の脳科学の発展を待って人類が到達した結論ではない。300年も前に、ニュートン（Isaac Newton：1643〜1727年）は「光線には色がない」ことを見破っている。

そして、これは色に限ったことではない。音も匂いも味も、私たちの脳が処理して初めて存在する。誰もいなかった太古の地球上で岩山が雷を受けて崩れたとき、地面や空気に強い振動が生じただろうが、音は生じなかった。私たちが口に入れ味わい、鼻に吸い込み匂いを感じない限り、目の前にある食物には味も匂いもなく、あるのは物質の塊とそこから揮発する分子である。

私たち人間の存在とは無関係に、色や音や匂いや味が存在するという考え方はとても自然に思えるのだが正しくないのである。このことは、色や音や匂いや味については、にわかには受け入れがたく感じるが、体性感覚については意外に理解しやすい。バラのとげに、「痛い」という感覚が内在しているとは誰も思うまい。バラのとげが指にささり初めて痛いのであって、「痛い」という感覚が私たちの体や脳を離れて、外界に存在してはいない。自分のまわりの世界の音、色、香りなどが、そこにあるのではなくて、半分は脳がつくったものであること、このことは私たちの「素朴実在主義」からは大きくかけはなれているが、本書で示してきたことはその脳科学的裏づけである。

心と脳科学

心のできごとのさまざまな側面は、脳の中の異なった部分が担っている。といっても、一つの脳部位が一つの心のできごとを担当しているのではなく、脳部位網ともいうべきシステムが対応している。

「一つの心のできごと」を定義することも多くの困難を含んでいる。「見える」というこ

とも、何が見えるのかによって分類され、また、「見たものを感じることができる」こと
と「見たものに働きかける」ことは別のできごとであった。

見て運動方向がわかる、奥行きがわかるという心のできごとを、ほかの視覚現象から分離して解析するためには、ランダムドットパターンと呼ばれる特殊な刺激を使わなくてはならず、そのような刺激を使ってさえも、運動方向知覚や両眼立体知覚にそれぞれ少なくとも二種類の心のできごとが含まれていた。そして、これらの心のできごとに直接かかわるニューロンの探索がなされ、特定のニューロン活動と特定の知覚の間に非常に密接な関係があることを本書では示した。

「密接な関係」という言葉を怪訝に思う人もいるだろう。しかし、あるニューロンの活動がある特定の心のできごとが起こることにとって必要であり、かつ十分であることを証明することは、今の科学では、あるいはひょっとすると永遠に、できないのである。なぜか。

私たち人間や動物は、外界世界のできごとを物理的刺激（光、空気の振動、揮発性分子や水溶液中の分子やイオンの種類や濃度、熱など）として受けとめる。物理的刺激は、感覚受容細胞で生体電気信号に変換される。たとえば、光の粒子が視細胞の中の光受容タンパク質に吸収されると、細胞膜に含まれる光受容タンパク質の構造が変化する。この変化は、視細胞内での一連の化学反応過程を経て、細胞膜の内外でのナトリウム、カリウム、カル

シウムなどのイオンの分布を変化させ、結果として、視細胞に電気的な変化を引き起こす。この過程のそれぞれのステップにおける因果関係、すなわち何が原因となってどのような結果が起きたかの関係は、確立している。それは、原因となる事象と結果となる事象の両者を観測または操作することができ、両者の関係を厳密に問うことができるからである。

このようなことが可能になったのと同じように、さまざまな実験技術の発展がなされ、たとえば、脳に含まれるすべてのニューロンの電気活動を同時計測することができたり、個々のニューロン上のシナプスの活動すべてを計測できるような日がやってきたとする。そのとき、外界刺激と感覚受容細胞での電気信号生成との間に因果関係を結ぶことができたように、ニューロンの活動と心のできごとの間の因果関係を明らかにできるかといえば、それはできない。なぜならば、他人もしくは動物が感じている心のできごと（クオリア）を量的または質的に外部から直接計測することができないからである。

にもかかわらず、脳科学者が脳の問題にとりくんでいるのはなぜだろうか。それは、脳のすべてがわからなくても、脳のことを少しでも明らかにしたいと思い、かつ、脳の問題が今の科学の枠組みでとりくむことのできるふしぎに満ちあふれているからである。また、脳の疾患、精神の病を治す道や、脳が用いている計算方式をとりこんだＩＣチップや計算機システムを開発していく可能性があるからである。脊髄損傷により四肢を動かすことのできない患者の大脳皮質運動野からニューロン活動を記録し、それにもとづいて、義手やコンピュータのキーボードを操作する方法、人工内耳や人工網膜を用いて失われた感覚入力を脳に送る方法などのブレインマシンインターフェイス技術の開発も、この数年大きく進展している。

そして何よりも、科学者は基本的に楽観主義である。究極の問題が解けるか解けないかを悩むより、「行けるところまで行こう」の精神で、今ある問題を解くことに忙しい。私自身、脳とクオリアの問題の前に、とりくむべき重要かつ科学的好奇心を十分にそそる問題が山積みのように思える。クオリアの生成過程が、脳科学にとって手の届かない問題であったとしても、何の不満も残念な気持ちもない。「正しいタイミングで正しい問題にとりくむ」ことは、「問題を正しいレベルに設定して問う」こととともに、科学研究を行ううえでの鉄則である。

さあ、これで、本書でいうべきことはすべて述べた。最後に、私が脳と心の問題を考えるとき、いつも頭の片隅に去来する二つのエピソードを紹介して、筆をおくことにしよう。

鉄腕アトムと哲学者

まだ私が30歳代前半のある日、脳神経科学者の集まるある研究会のイブニングレクチャーで、著名な哲学者による脳と心の問題についての講演を聴いた。ギリシア哲学から現代にいたるまでの脳と心の思潮に関するレクチャーを受け、おおいに教養が高まった。しかし、その哲学者は「脳と心の関係をどう考えるか」ということについてのご本人の意見をなかなか話そうとされない。講演の最後になってようやく、私たちがよく知るアメリカの認知科学者の主張「心の生成には脳の活動が必要であり、また脳の活動があれば十分である」「脳の活動がすなわち私たち人間の精神である」に賛成するといわれた。

脳の活動が心の生成に必要なことは誰もが認めており、その科学的証拠には事欠かないが、脳の活動だけでクオリアの成立を含めた心のできごとを説明できるかどうかは、厳密にいえば、証拠どころか理屈すら現代科学にはないので、聴衆は、いったいどうしてこの哲学者がそのように断言できるのかを知りたいと思った。その点を誰かが質問すると、ふたたび、過去に誰それが何を言っているという話に戻りそうになった。そこで今度は、別の脳研究者が、「将来、すべての科学的・技術的な問題がクリアされたときに、人類は鉄腕アトムをつくることができると思われますか」と質問した。その哲学者は、「鉄腕アトムをつくるというのはどういう意味か」と聞き直し、それが「心をもったロボットをつくる」という意味であることを確認すると、言下に、「それはできないと思う」と述べた。

このやりとりを聞いて、私は正直なところがっかりした。「心の生成に脳の活動が必要であり、また十分である」ならば、すべての科学的・技術的問題がクリアされれば、心をもったロボットをつくることができるというのが論理的な帰結であるはずだからだ。しかし、質問のしかたも親切ではなかったので、この答えはやむを得ないものであり、哲学者を責める気持ちはさらさら起きなかった。私は、脳と心、素朴実在主義、脳科学と哲学などのさまざまな問題に思いをめぐらし、同じころに経験した次のできごとを思いだしていた。

石仏の心

これもまた、私がかけだしのころのことだが、京都で、禅宗の僧侶、仏教を学ぶ若い学生、信者の方々を前にして、脳の話をするという珍しい機会があった（盛永宗興編『禅と生命科学』、紀伊國屋書店）。講演が終わり、質問を受ける時間になると、一人の女性が立ちあがり、「先生は、心は脳から生まれるといわれたが、私にはそうは思えない。私はいつも通る散歩道の脇に立っている石仏に祈り心の中で語りかけるのだが、石仏には心があると信じて話しかけている。先生は、野仏に祈ったり話しかけたりはしないのか」と質問された。

その質問を受けて、うろたえた。「しまった。ここは敬虔な仏教徒の集まりだった。心が脳から生まれるなんて話は、するべきではなかったかもしれない」と思ったのが第一だが、もっと深刻な問題は、私自身、里山で野仏に会ったりすると、手を合わせいろいろと心の中で話しかけていることだった。何に話しかけているのかもよく考えず、自然な気持ちで道脇の石仏に祈ったことは何度かある。私は、正直にそのことを女性に話した。女性は、「それを聞いて安心した」といってそれ以上の追及はされずに席につかれた。

私自身は、しかし、この問答が心にひっかかったまま、講師室に戻っていった。すると、そこに、講演会の主催者である盛永宗興老師（1925〜1995年）が待っておられ、挨拶のあと、こうおっしゃった。

「心は脳から生まれると先生はいわれた。脳は物質からできている。つまり、心は物質から生まれるということである。それならば、やはり物質でできている石仏に心が宿っていてもよいではないか。木でできたこのテーブルにだって心は宿っているかもしれない」そういってテーブルをこつっと一つたたかれ、「それにしても、先生も石仏に祈っているという話はよいお話でしたね」と微笑まれた。

あとがき

本書は、大阪大学基礎工学部生物工学コースの学部二年生後期の授業として行っている「脳科学入門」の3分の1、5回分の授業の内容をベースに執筆したものである。1999年本コースに着任したとき、村上富士夫さんと小田洋一さん（現名古屋大学教授）から、「学生が三年生になって脳や神経細胞に関する電気生理学、細胞分子生物学、発生学を学ぶ前に、動物の行動やヒトの心のふしぎさや面白さを知り、脳科学に惹かれるようになるような授業をしてください」といわれた。

とても難しい注文に思えたが、そのときまで、サケやサルの性行動、コイやキンギョの嗅覚システムやフェロモン感知、メンフクロウの音源定位など動物行動の脳内メカニズムに関する研究を10年、サルやヒトの視覚の脳内メカニズムに関する研究を10年やってきた私を見込んでいただいてのリクエストだと思い、お引き受けした。

以来、毎年、試行錯誤をくり返しながら、動物行動学、ニューロエソロジー（神経行動学)、心理物理学、神経心理学、認知脳科学、ニューロエコノミクス(神経経済学)の分野から、学生の興味を十分にひきつける驚きに満ち、かつ学ぶ者にとって大きな教訓を含む話題を選んで授業を組み立ててきた。今回、化学同人より本を書くお誘いをいただいた機会を利用して、授業内容の中から視覚に関連した部分を選びだし、広く脳科学に興味をもつ人に読んでもらうことを想定して本書をまとめた。

執筆に際しては、大きな筋を伝えることと、読みやすい記述をすることをめざした。しかし、第5章、第6章は、私の同業者にも当たり前ではない概念、解析法、話題を含み、その内容の理解には多くの背景知識を必要としている。必要性が高いと思われるそのような知識は本文内で補うように努めたが、読者のバックグラウンドは一人ひとりちがうので、ここでこの本を放りだしてしまう人がいるかもしれない。ほとんどの人がそうするかもしれないとさえ心配する。

それでもあえて含めたのは、脳と心の関係を考えることを主題としている本書から、ややこしい話だからという理由で、この分野の最新状況の紹介を省きたくなかったからである。この二章を省略するのであれば、そもそも、私のような脳科学研究の現場にいる者がこの本を書く理由はないはずである。ただ、当初の目標にいたらず、この二章を十分にかみくだいて書くことができなかった。力不足を痛感する。

本書の執筆にあたっては多くの方の助けをいただいた。小賀智文君にはいくつもの魅力的な図を作成してもらい、また、米粒の体積測定や東京近郊の鉄道路線の解析、本文へのコメント、ゲラのチェックなど、原稿執筆のすべての過程でかけがえのない協力を得た。何よりも、同君が本書の完成を楽しみにしてくれていることが、私の大きなはげみとなった。土井泰次郎君には、原稿すべてにわたり深い考察にもとづいたコメントをもらい、私の思考の浅いところや誤って理解しているところを数々指摘してもらった。昭和大学の河村満さん、国立長寿医療センターの吉山顕次君には神経心理学に関する記述部分について、専門家の立場からのチェックをお願いした。北岡明佳さんには、錯視「蛇の回転」の使用と、またそれにまつわるエピソードの紹介を許可いただいた。相原健二さんには見知らぬ私の願いをきいて下さり、そのすばらしい作品の掲載を許可していただいた。柳田陽子さん、吉村京子さんには、一般読者としての視点から原稿に対して貴重なコメントをいただいた。化学同人の津留貴彰さんには、最初に声をかけていただいて以来、執筆期間中から制作を通して、常に適切なアドバイスをいただいた。みなさんのご厚情に心から感謝する。

単著者として初めて書いたこの小著を、私の探究心を育ててくれ、今も旺盛な好奇心で刺激し続けてくれている父母と、私の家族に、贈る。

二〇〇七年二月　待兼山にて

藤田　一郎

文庫版あとがき

アンソニー（通称トニー）・モブションを大阪に招いたときだった（第5章）。一日のシンポジウムが終わり、ホテルのラウンジで、数人の仲間とともにアルコールをすすりながら、四方山話に花を咲かせていた。その最中に、どういう文脈だったか忘れたが、誰かから（私だったかな）「最近、女性の視線が自分を素通りしているような気がして寂しいな」という軽口が飛び出した。トニーはそれを聞くとにやりと笑い、「ま、人生の別の愉しみ《アナザジョイ》を見つけるんだな」と諭すようにささやいた。他愛のない会話だったが、「人生の別の愉しみ」という言葉が妙に心に残った。

私は、年がら年中ものを書いているのだが、事務書類を除けば、私が書く文書の9割は英語の学術論文である。英文で自分の研究成果を公表することは、科学者にとって必須の作業であり、さけて通れない。数年間の研究の成果を一編の論文にまとめるのに、さらに数年かかることもまれではなく、共著者である学生や共同研究者と長い時間を費やす。一語の選択に関して、共著者の間で何週間も議論を重ねることもある。この過程の末に成果が世に出るときには、しみじみとした達成感に満たされる。

しかし、当たり前のことだが、学術論文には、その論文の主題についてしか書くことはできない。想い出も、感想も、脱線も、冗談も、混入する余地はなく、考えてみれば、窮屈なルールの中での表現作業である。しかも、想定される読者は同業研究者に限られている。それを三〇年も続けてきていた私には一種の欲求不満がたまっていた。研究者にとどまらず、もっと多くの人に向けて、自分の書きたいことを好きなように書いたら、しかも日本語で書いたら、晴れ晴れとした体験になるに違いない。そういう思いがつのっていた頃に、化学同人社から本の執筆の依頼をいただいた。そして、『見る』とはどういうことか～脳と心の関係をさぐる」を書いた。予想通りだった。別の愉しみが見つかった。

6年を経て、その本が「脳はなにを見ているのか」と改題されて、角川ソフィア文庫の一冊として出版される運びとなった。著者として嬉しい限りである。しかし、前著の出版は続いているし、文章表現と図の変更を若干行ったものの、内容はほぼ以前のままである。読者の皆さんが二重購入をされないようにと願う。

短いとも長いとも言えるこの6年の間に、いろいろなことがあった。

まず、両眼立体視の研究（第6章）において、V4野が「細かい奥行き」知覚の生成に関わることを示す強力な証拠が得られた。V4野の局所電気刺激によって、サルの「細かい奥行き」の判断が左右されることが示されたのだ。この研究は大学院生だった塩崎博史君を中心になされたが、研究を開始したとき誕生した彼のお嬢さんは、論文刊行の年には小学校に入学した。

目玉おやじはものが見えるらしいので（第1章）、私は、その後、「目玉おやじは、ものは見えるだろうが、両眼立体視はできない。なぜなら、2つの目が必要だからだ」と述べるようになった。そんなある日、私の講演を聞いたという眼科医の方から手紙を戴いた。開いてみると、「目玉おやじには実は二つの目が備わっており、両眼立体視は可能と思われます」とある。同封してあった目玉おやじの解剖図（そんなものがあるのだ）を見ると、彼の目玉の中には、脳とコンピュータに加えて、二つの目を持つ小人まで入っているのだった。

本書では、問題を提起してはその答えに向かって話を進めたが、最終節では、問いを出すにとどまった。自然科学の立場で考えれば、心が宿っているとは考えがたい石仏に話しかけている自分の行動をどう解釈するのか。現代を生きる多くの人が、同様の問題を感じる瞬間があるのではないかと想像する。盛永宗興老師は一つの答えを述べられたが、私は、この問いについて、その後も考え続けている。納得できる答えを得るに至っていない。

しかし、この問いかけがきっかけとなって、老師と出会った講演会の立役者である佐々木閑氏と深く知りあうことになった。佐々木氏は、物理学、数学、進化論、脳科学など自然科学の広い分野に関する驚異的な見識と好奇心を持つ仏教学者であり、明確な論理性に基づいて、宗教、人間、社会、科学について思索し、それを澄んだ言葉で語る「哲学者」である（ご本人が哲学者を標榜されたことはないが）。私は、彼との交流を通じて、科学と宗教の関係について考えを深めようとしている。

本文庫版における図の作成に竹内遼介君の協力を得た。北岡明佳さんには前著に引き続き、口絵に「蛇の回転」を使用させていただき、さらには、「蛇の回転」をベースにしたデザインを表紙に使用する許可をいただいた。角川学芸出版の堀由紀子さんには、企画から本書出版の実現にいたるまでのすべての段階で主導していただいた。これらの方々に心よりお礼申し上げる。

二〇一三年三月

藤田一郎

図4-1 Felleman, D.J., Van Essen, D.C. Distributed hierarchical processing in the primate cerebral cortex. *Cerebral Cortex*, 1 : 1-47 (1991) をもとに作成

図4-2 Felleman, D.J., Van Essen, D.C. Distributed hierarchical processing in the primate cerebral cortex. *Cerebral Cortex*, 1 : 1-47 (1991) をもとに作成

図4-8 Grinvald, A. et al. In-vivo optical imaging of cortical architecture and dynamics. Weizmann Institute of Science Technical Report GC-AG/96-6 (2001) をもとに作成

図4-9 Fujita, I. et al. Columns for visual features of objects in inferotemporal cortex. *Nature*, 360 : 343-346 (1992)

図6-5 Ohzawa, I., DeAngelis, D.G., Freeman, R.D. Stereoscopic depth discrimination in the visual cortex : neurons ideally suited as disparity detectors. *Science*, 249 : 1037-1041 (1990) を改変

図版出典

図1-2　©Edward H. Andelson, 1993.

図1-3　Michael Bachのウェブサイトより転載。http://www.michaelbach.de/ot/

図1-4　シモンズのウェブサイト。http://www.simonslab.com

図1-5　ボネーのウェブサイト。http://www.weizmann.ac.il/home/masagi/MIB/mib.html

図2-1　『脳の神秘を探る』（村上富士夫、藤田一郎、倉橋隆、大阪大学出版会）より改変

図2-4　Glickstein, M., Whitteridge, D. Tatsuji Inoue and the mapping of the visual field on the human cerebral cortex. *Trends in Neurosciences*, 10 (9) : 350-353 (1987) よりElsevier社の許可を得て転載

図2-5　Rubens, A.B., Benson, D.F. Associative visual agnosia. *Archives of Neurology*, 24 : 305-316 (1971) より許可を得て転載

図2-6　"The distortion of Margaret Thatcher 's face in one of these pictures may go unnoticed unless the book is turned upside down." from PERCEPTION by Irvin Rock, ©1984 by Scientific American Books, Inc. Reprinted by permission of Henry Holt and Company, LLC

図2-8　Marshall, J. C., Halligan, P. W. Seeing the forest but only half the trees? *Nature*, 373 : 521-523 (1995) より転載

図2-9　Bisiach, E., Luzzatti, C., Unilateral neglect of representational space. *Cortex*, 14 : 129-133 (1978) を改変

図3-7　From PERCEPTION by Irvin Rock, ©1984 by Scientific American Books, Inc. Reprinted by permission of Henry Holt and Company, LLC

(1995)

視覚のおもしろさを存分に味わえる。視覚心理学にとどまらず、広く心理学、脳科学で活躍する著者による。

デビッド・マー『ビジョン――視覚の計算理論と脳内表現』(乾敏郎、安藤広志訳) 産業図書 (1987)

30代半ばで夭折したマーの遺稿をまとめた本書は、その後の視覚研究の進路を大きく変えた。

第4章

川人光男編『岩波講座認知科学3　視覚と聴覚』岩波書店 (1994)

20年近くを経た本であるが、視覚系や聴覚系がどのように構成され、どのように機能しているかの基本はこの本で学ぶことができる。

福田淳、佐藤宏道『脳と視覚―何をどう見るか』共立出版 (2002)

視覚神経系のくわしいことを知りたければ、この本がもっとも詳細で、新しい情報を紹介している。

萬年甫『動物の脳採集記―キリンの首をかつぐ話』中央公論社 (1997)

神経解剖学者である著者のわくわくするような冒険の数々。

藤田一郎「マップ、モジュール、情報構造」『脳21』1(3), 9-14.(1998)

第5章

村上富士夫、藤田一郎、倉橋隆『脳の神秘を探る』大阪大学出版会 (2001)

脳のつくりと発生、感覚受容の分子メカニズムに続いて、脳と心の問題について議論している。

第6章

藤田一郎「視覚の主観性を支える神経活動―両眼立体視を例に―」『生体の科学』57. (1), 44-50. (2006)

藤田一郎「耳のずれたフクロウ：聴覚空間認識の脳内機構」『生物物理』32 (3), 45-51. (1992)

藤田一郎『脳の風景――「かたち」を読む脳科学』筑摩選書 (2011)

参考文献とウェブサイト

第1章

北岡明佳『だまされる視覚―錯視の楽しみ方』化学同人 (2007)

ほとんどが著者自作による作品によって、アートとしての錯視、サイエンスとしての錯視の楽しみ方、つくり方が指南してある。

Optical Illusions & Visual Phenomena by Michael Bach

http://www.michaelbach.de/ot/

Michael Bachによる錯視ウェブサイト。数ある錯視関連ウェブサイトの中でも最上級の質を誇る。プロの研究者、アマチュアを問わず、楽しめ、ためになる。

Visual Cognition Lab University of Illinoi

http://viscog.beckman.uiuc.edu/djs_lab//demos.html

変化盲のビデオクリップがたくさんある。最近、テレビ番組でよく見る「アハ!体験ビデオ」の元祖はここである。

Motion Induced Blindness

http://www.weizmann.ac.il/home/masagi/MIB/mib.html

そこにあるものが見えないという驚異の錯視「運動誘導性盲」の発見者によるウェブサイト。さまざまな実験条件を試すことができる。

第2章

山田規畝子『壊れた脳　生存する知』講談社 (2004)、角川ソフィア文庫 (2008)

数度におよぶ脳梗塞とそれに伴う手術を経ながら、勇気と知性をもって人生をつきすすむ女医の手記。脳のこと以上に、人が勇気をもって生きるとは何かを、読む者に教える。

Comparative Mammalian Brain Collections

http://www.brainmuseum.org/

175種以上の哺乳類の脳の外見や組織標本の写真を見ることができる。

第3章

下條信輔『視覚の冒険――イリュージョンから認知科学へ』産業図書

本書は、『「見る」とはどういうことか』（化学同人
２００７年）を改題し、文庫化したものです。

脳《のう》はなにを見《み》ているのか

藤《ふじ》田《た》一郎《いちろう》

平成25年 4月25日　初版発行
令和7年 5月15日　10版発行

発行者●山下直久

発行●株式会社KADOKAWA
〒102-8177　東京都千代田区富士見2-13-3
電話　0570-002-301（ナビダイヤル）

角川文庫 17937

印刷所●株式会社KADOKAWA
製本所●株式会社KADOKAWA

表紙画●和田三造

ISBN978-4-04-405217-1　C0145

角川文庫発刊に際して

角川源義

第二次世界大戦の敗北は、軍事力の敗北であった以上に、私たちの若い文化力の敗退であった。私たちの文化が戦争に対して如何に無力であり、単なるあだ花に過ぎなかったかを、私たちは身を以て体験し痛感した。西洋近代文化の摂取にとって、明治以後八十年の歳月は決して短かすぎたとは言えない。にもかかわらず、近代文化の伝統を確立し、自由な批判と柔軟な良識に富む文化層として自らを形成することに私たちは失敗して来た。そしてこれは、各層への文化の普及滲透を任務とする出版人の責任でもあった。

一九四五年以来、私たちは再び振出しに戻り、第一歩から踏み出すことを余儀なくされた。これは大きな不幸ではあるが、反面、これまでの混沌・未熟・歪曲の中にあった我が国の文化に秩序と確たる基礎を齎らすためには絶好の機会でもある。角川書店は、このような祖国の文化的危機にあたり、微力をも顧みず再建の礎石たるべき抱負と決意とをもって出発したが、ここに創立以来の念願を果すべく角川文庫を発刊する。これまで刊行されたあらゆる全集叢書文庫類の長所と短所とを検討し、古今東西の不朽の典籍を、良心的編集のもとに、廉価に、そして書架にふさわしい美本として、多くのひとびとに提供しようとする。しかし私たちは徒らに百科全書的な知識のジレッタントを作ることを目的とせず、あくまで祖国の文化に秩序と再建への道を示し、この文庫を角川書店の栄ある事業として、今後永久に継続発展せしめ、学芸と教養との殿堂として大成せんことを期したい。多くの読書子の愛情ある忠言と支持とによって、この希望と抱負とを完遂せしめられんことを願う。

一九四九年五月三日

角川ソフィア文庫ベストセラー

壊れた脳 生存する知　山田規畝子

靴の前後が分からない。時計が読めない。世界の左半分に気が付かない。三度の脳出血で高次脳機能障害となった著者が、戸惑いながらも、壊れた脳で生きる日常を綴る。諦めない心とユーモアに満ちた感動の手記。

壊れた脳も学習する　山田規畝子

瀕死の出血から五年。しかし、高次脳機能障害を背負った著者の脳は驚異的回復を続けた。自前のリハビリ、同じ障害を持つ人々との出会い、生きる勇気をくれた一人息子の言葉。『壊れた脳 生存する知』姉妹編。

神が愛した天才数学者たち　吉永良正

ギリシア一の賢人ピタゴラス、魔術師ニュートン、数学王ガウス、決闘に斃れたガロア――。数学者たちの波瀾万丈の生涯をたどると、数学はぐっと身近になる！中学生から愉しめる、数学人物伝のベストセラー。

世界を読みとく数学入門　小島寛之
日常に隠された「数」をめぐる冒険

賭けに必勝する確率の使い方、酩酊した千鳥足と無理数、賢い貯金法の秘訣・平方根――。整数・分数の成り立ちから暗号理論まで、人間・社会・自然を繋ぎ合わせる「世界に隠れた数式」に迫る、極上の数学入門。

無限を読みとく数学入門　小島寛之
世界と「私」をつなぐ数の物語

アキレスと亀のパラドクス、投資理論と無限時間、『ドグラ・マグラ』と脳の無限、悲劇の天才数学者カントールの無限集合論――。文学・哲学・経済学・SFなど様々なジャンルを横断し、無限迷宮の旅へ誘う！